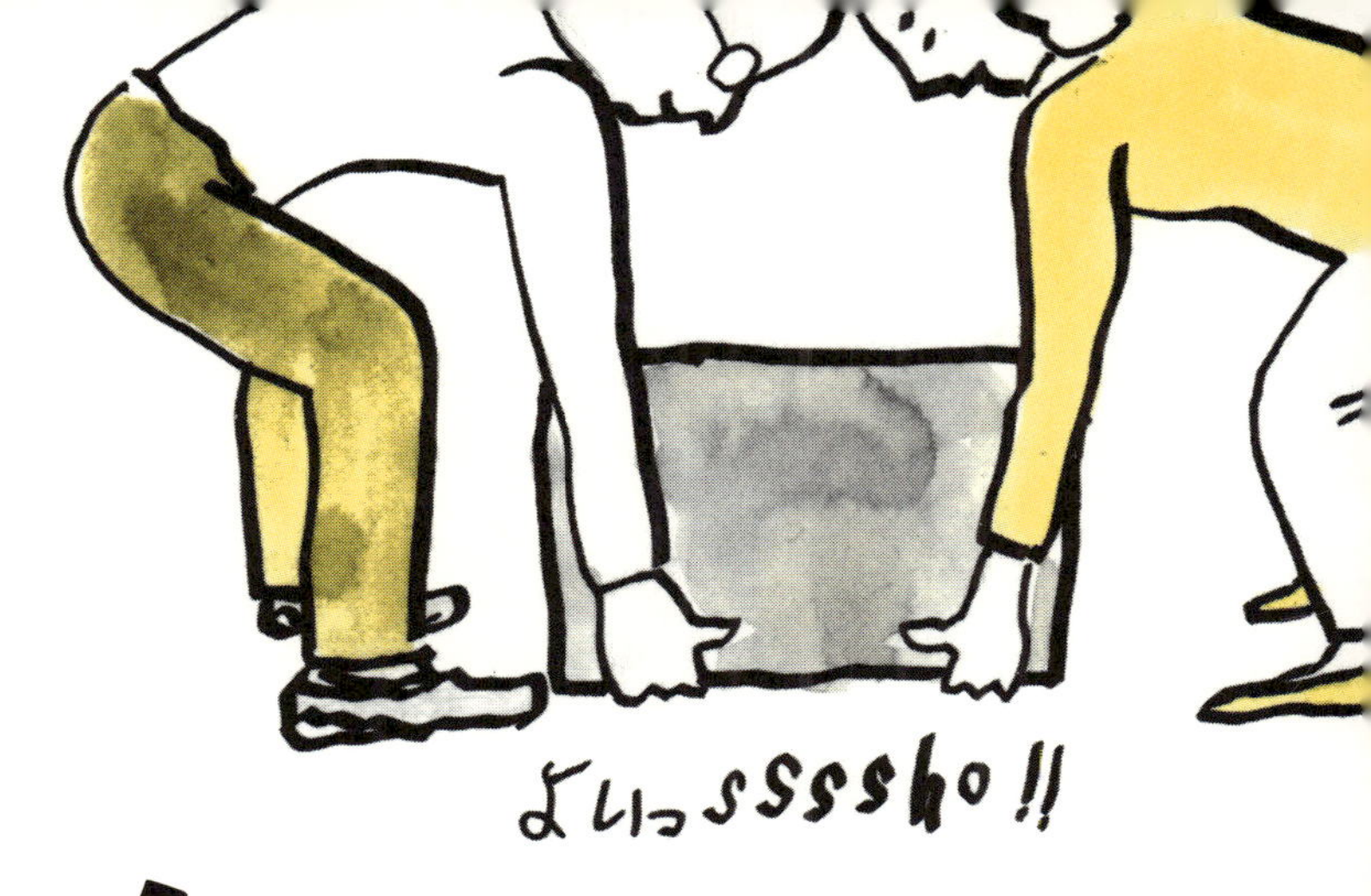

介護するからだ

細馬宏通

シリーズ ケアをひらく

医学書院

はじめに

いくつかの認知症高齢者グループホームにお邪魔するようになって、かれこれ一〇年になる。そう書くとなんだかずいぶん経験を積んでいるようだけれど、実際には、ときおり出かけていっては施設の片隅でじっとあたりを見ているという「観察」を繰り返しているにすぎない。

目の前で起こっているのは、いつもの食事風景、レクリエーション、トイレや入浴、ベッド介助、そして職員さんや入居者のみなさんの語らいであり、何か人の目を開かせるようなぱっとした出来事ではない。

けれど、そこで起こっている一見、地味で小さなやりとりには、ときにわたしにとって大事件に匹敵する出来事が埋め込まれていて、帰宅して頭に残っていることをフィールドノートに書きつけていると、だんだん筆が走って何ページも費やしてしまうことすらある。

徒然草の「あやしうこそものぐるほしけれ」とはこういうことを言うのだろうか。

「日常」といっても、そこでは当事者間の思惑や動作の〈ずれ〉が、さざ波のように絶えず産まれている。それが平穏無事に見えるのは、産み出された〈ずれ〉が常に創造的に、かつ、さりげなく、目に止まらぬほどのすばやさで解決されているからだ。

そこで繰り出される動作は、あまりにすばやいので、当事者自身の意識や語りからも逃れてしまうことが多い。意外に思われるかもしれないけれど、介護職員だけでなく、認知症高齢者の動作は、ときにハッとするほどすばやい。わたしにはとても考えつかない機知に富んだことばにもしばしば出会う。

つい、いま「介護職員」「認知症高齢者」と書いてしまったけれど、実際には、彼らの振る舞いをひとくくりにするのは難しい。ほんの小さな日常のやりとりですら、そのあり方、あらわれ方は人によって異なっている。それぞれの人によって産み出されたそのやりとりを拾い上げて、彼らの身体から発せられるアイディアをなんらかの形でことばにしたいと思い、この本を書きはじめた。

拾い上げたエピソードを、おおよそのテーマに分けて七つの章にした。施設の職員や高齢者のお名前は仮名にしてあるが、いずれも実際に起こったことであり、フィールドノートやビデオ映像からの書き起こしにもとづいている。

後半では、少しフィールドの間口を広げて、学童保育での観察、知的障害者による絵画や彫刻の話、そしてわたしがやはりこの一〇年ほど関わっている神戸の「音遊びの会」の話も取り上げた。彼らの作品や音がすばらしいのはもちろんだけれど、作品や音が産み出されていく過程、それを支えている彼らの身体の使い方には、グループホームでのやりとりに通じるものがあると思う。

最後の章では、本書で取り上げた認知症高齢者グループホームでのさまざまなエピソードをまとまった視点からとらえ直すべく、わたしたちの相互行為に埋め込まれている〈ずれ〉と〈やり直し〉の問題について考察を行った。

介護とは一方的な行為であり、片方がもう片方に施すものだと思われがちだ。しかし、実際に微細な動作を観察していくとそうではない。介護は、介護職員と認知症高齢者の双方が身体をそれぞれのやり方で動かすことで、初めて達成される相互行為なのである。この本のタイトルである『介護するからだ』も、どちらか一方の「からだ」ではなく、ケアのやりとりをする双方の「からだ」を指している。それがどんな「からだ」かについては、本文をお読みいただきたい。

研究論文にするときには、電車の運行表のような複雑怪奇な動作の時刻表をつくって、事の前後関係をしつこいほど細かく綴っていく。しかしこの本では、なるべく今日あったことを誰かに話すような調子で書くように心がけた。認知症高齢者の介護に携わる方にはもちろん、ふだんの生活でわたしたちの身体がどのように用いられているかに興味のある方にも読んでいただければと思っている。

では、お楽しみください。

介護するからだ　目次

終章 なぜあの人は「できる」のか

本文イラスト　いざわ直子
ブックデザイン　加藤愛子（オフィスキントン）

1 動きをつくる動き

真似で関係が動き出す

カワカベさんはこのグループホームに来てもう七年になる。診断はアルツハイマー型認知症。以前はご自分の名前と生年月日をすらすらと唱えていたけれど、最近では、目を見て名前を呼ぶと「うん？　わたし？」と返ってくる。

カワカベさんの食事は、他の人よりも時間がかかる。いったん食べ出せば速いのだが、問題は食べ物に手をつけるまでだ。

「箸を持って」なら食べてくれる

ある日、夕食のおかずに、さんまの蒲焼きを小さく切ったものが八切れほど出た。カワカベさんはなかなか手をつけようとしない。スタッフの話では、焼き魚があまり好きではないらしい。

実際、何度も皿を見つめては、わたしに向き直って「あんた食べてくれる？」と言う。ハイと答えそうになったが、一緒に観察している吉村さんはそうではなかった。わたしよりもこの介護施設での経験が長い吉村さんは、カワカベさんが食べる可能性があるとにらんだのか、粘り強く交渉をする。「ぼくが二つ食べますから、カワカベさんがあと食べてください」と。

それでわたしも、吉村さんの交渉に乗っかる形で「じゃあ二枚食べますから」と言ってみた。けれどカワカベさんは二人の提案に応じるわけでもなく、いっこうに箸を上げない。

困って、ほとんど懇願するようなつもりで、箸を構えてお願いしてみた。

「はい、とにかく箸を持って、こうしてみてください」

すると意外なことにカワカベさんは「え、持つの?」と言って箸を取る。

「食べてください」では取らないのに、「箸を持って」と実際に構えて見せると、取ってくれるということか? いや、真似をしてくれる、と言ったほうがいいだろうか。

後にわたしは似たやりとりをたびたびすることになるが、「真似」が使えるとわかったのはこれが初めてで、ずいぶん驚いた。

こうした発見は、ぎくしゃくしたやりとりのなかでふいに見つかる。もし吉村さんが粘ってくれなかったら、気づくのにもっと時間がかかっただろう。

「ぱくり」も真似してくれて

箸は手に取ってもらえた。けれどカワカベさんは、苦手だという魚を食べてくれるだろうか。

わたしはおそるおそる蒲焼きへと箸を移動させながら、「箸をこうしてください。食べますよぉ」

と語尾を伸ばしたまま、カワカベさんが追いついてくるのを待ってみた。すると幸いにも、カワカベさんも蒲焼きに箸を向けてくれる。

二人とも箸をつけたところで、今度は皿から蒲焼きを持ち上げてみた。はたしてカワカベさんの箸もまた、蒲焼きをつかんでゆっくり持ち上がる。

ぱくりと食べてみる。

カワカベさんもぱくり。ちょっと不思議そうに噛んでいる。

「いけますか」と尋ねると、真顔でコクリ。特段おいしいという表情ではない。

試しにもう一度同じことをやってみたら、二切れ目も口に運んでくれた。やはり不思議そうな顔で噛んでいる。

噛むのにけっこうな時間がかかる。「焼き魚があまり好きではない」というスタッフの観察は、もしかしたら間違ってはいないのかもしれない。なんだか真似をしてもらうことで、苦手なものをだまして食べてもらったような気もしなくはない。

カワカベさん、そこですか!?

おもしろいのは、カワカベさんの真似が、こちらの思わぬところに及ぶことだ。

別の日、昼食のカレーにカワカベさんがなかなか手をつけないことがあった。わたしは隣で「いっしょに食べましょか」とスプーンを構えて見せた。するとカワカベさんは、ひょいと皿を持ち上げる。

それで初めて気がついたが、わたしの身振りはちょっと大げさになっていて、左手で皿を持ち上げ、右手でスプーンを構えていたのだった。真似してもらおうと思ったのはスプーンを持つ右手だったのだが、カワカベさんは皿を持ち上げる左手のほうに目をつけたのだ。これは一本とられた。あわてて「あ、いいですね。こっちはどうですか」と答えて、皿を持った左手はそのままにして右手をもう一度机から宙に掲げてみた。

今度はカワカベさんも右手にスプーンを構えてくれた。

カレーをぱくりとやってみせると、カワカベさんもぱくり。

おもしろいことに、最初の一口には時間がかかるのだが、二口目からは、こちらが何もしなくともすいすい進む。

「三角するの？」

食べはじめるときもだが、食べ終わってからがカワカベさんは長い。他の入居者のみなさんは、お茶を飲んで一息つくと、皿を洗い、歯磨きを済ませて休憩室へと移動する。けれどカワカベさんは、一人になってもなかなか立ち上がらない。しばらく座っていると、目の前に置かれた湯飲みにふと目が行き、「これはいいのかな？」と言う。

「いいですよ。じゃ、ちょっと飲みましょうか」

わたしがそう言うと、わずかに底に残ったお茶を飲み干される。しばらくするとまた、「これはいいのかな？」と言う。

「もうカラですね」と答えてから、「じゃそろそろ立ちましょうか」と促すと、「でもこれわたしのやし、大事なもんや」とふたたび湯飲みに手が伸びる。なかなか手強い。

あるとき、このやりとりに飽きてしまったわたしは、ちょっと誘い方を変えてみようと、テーブルに手をついて、「さ、いっしょに立ってみましょうか」と構えてみた。

すると、カワカベさんが突然わたしの手元を見て、「ん？　三角するの？」。

何のことかと思って自分の手元を見たら、テーブルについた自分の両手が、親指と人差し指がハの字に開いて向かい合い、たしかに三角形をつくっていた。

そこに目をつけるのか！

あわてて「そう、三角です」と言うと、カワカベさんは同じように三角をつくってくれた。

「じゃ、その三角を見て立ちますよぉ」

そのあと、カワカベさんは自分で椅子を引こうとしてまた悪戦苦闘することになったのだが、とにかく「三角」に目をつけてもらったおかげで、立ち上がってもらうきっかけが生まれたことは確かだ。

こちらが何かをしながら誘うと、カワカベさんはしばしば真似をしてくれる。といっても、こちらのやっていることを、ただまるごとコピーするわけではない。カワカベさんにはカワカベさんの目のつけどころがあり、真似は、その目のつけどころを強調した形でおこなわれる。

カワカベさんの真似はときどき、こちらが無意識にやっていることを鮮やかに示す。それはこちらをあわてさせるけれど、同時に、それまで狭まっていたお互いの注意をすっとゆるめてくれる。

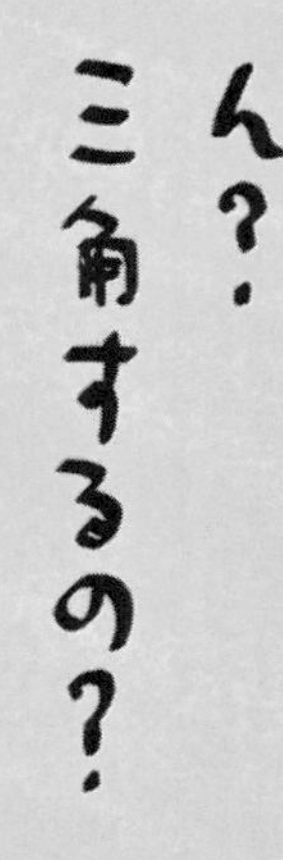
ん？
三角するの？

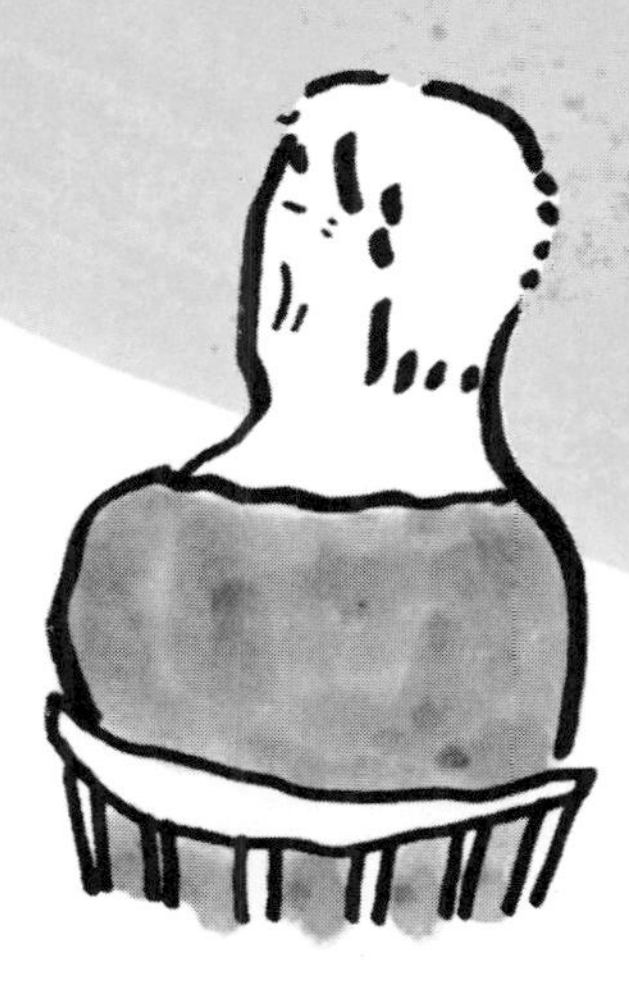

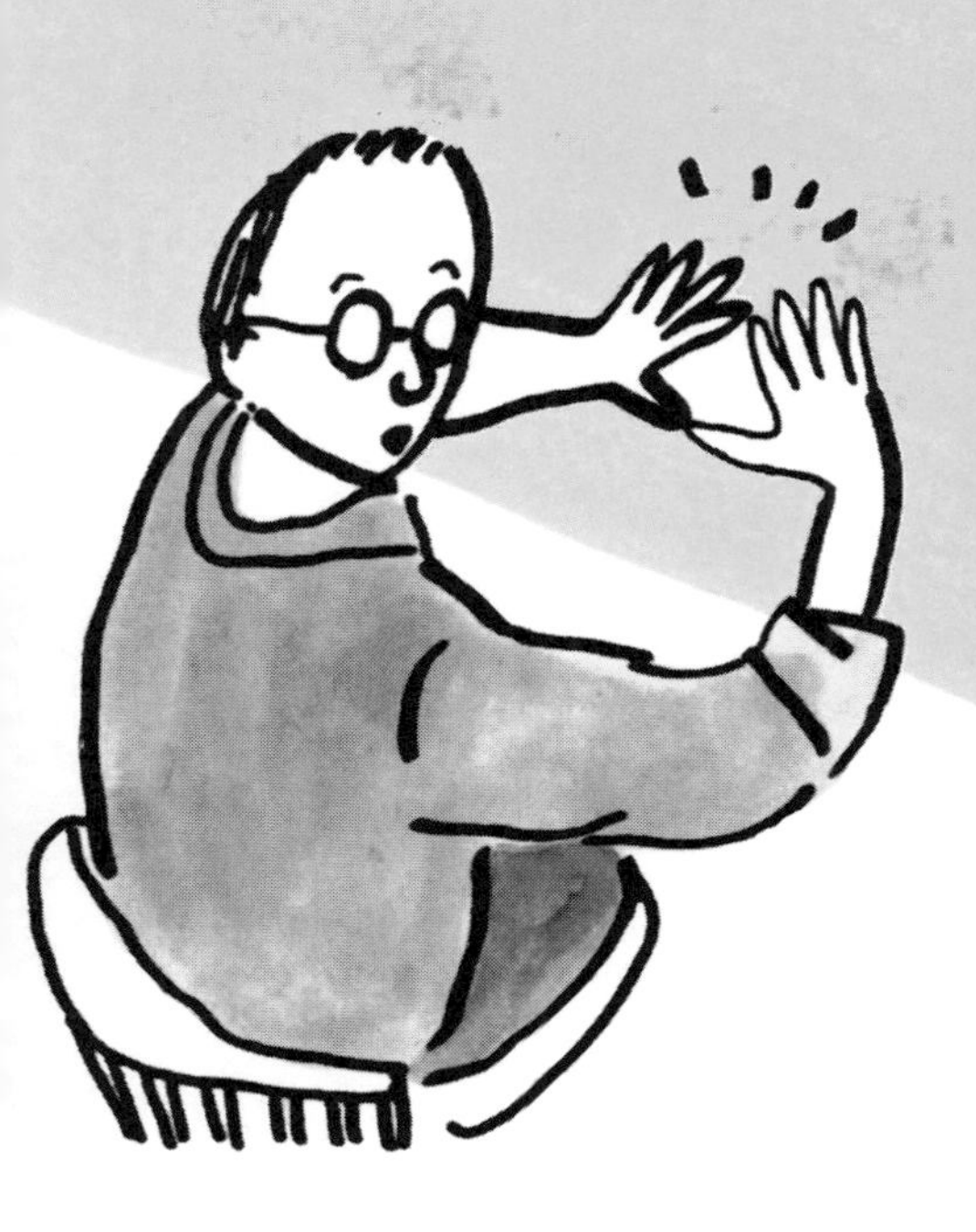

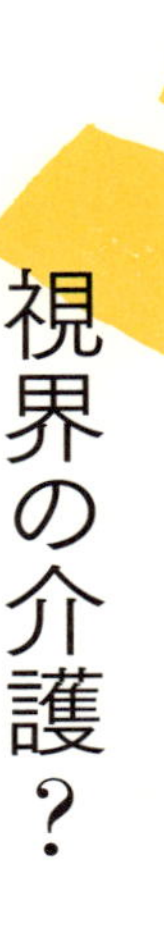

視界の介護？

ときどき、グループホームに通いはじめたころのビデオを見直すことがある。我ながら恥ずかしい場面が多い。いまだって気の利かないことに変わりはないのだが、数年前の自分の立ち振る舞いは、何もわかっちゃいないと思うほどぎこちなくて冷や汗ものだ。

最初のころ、もっとも不思議に思ったのは、入居者のカワカベさんになかなか立ち上がってもらえないことだった。

前項で述べたとおり、カワカベさんは、食事が終わってからテーブルについている時間がずいぶん長い。他の人がすっかりいなくなり、口をゆすいだり、トイレに行ったりして、居間でテレビを見る段になっても、カワカベさんは飲み残しのお茶を何度も確かめ、ときどきどこか一点をじいっと見つめ、座り続けている。

「カワカベさん起立問題」に挑戦！

職員さんに「カワカベさんに立ってもらってください」と言われて、わたしが初めて「カワカベさん起立問題」に挑戦しているところが、当時のビデオに映っていた。

これがもう身もだえするほど情けない。

元来、人と目を合わせるのが苦手であることは自覚しているが、このときのわたしときたら、「立ちましょうか」と促しておきながら、カワカベさんがわたしを見上げながら照れくさげに「いひひひひ」と笑うと、自分のほうまで照れてしまって視線をそらしている。

わたしが視線をはずすのを見たカワカベさんもまた視線をそらしてしまい、テーブルにまだ散らかったコップやふきんに目を移す。

こうしたテーブル上のアイテムが目に入ると、カワカベさんはそれを一つひとつ移動させて、ちょっとした〝片づけ〟にとりかかってしまう。実際には片づけるというより、あるものを手元に引き寄せ、あるものは遠ざけて配置換えをしているというほうが近いのだが、ともあれカワカベさんにとってこの片づけは、テーブルでおこなう儀式のようなものだ。これをやっているあいだは、なかなか立ってもらえない。

ようやく片づけが一段落したところで、わたしはあらためて「立ちましょうか？」と尋ねている。

カワカベさんは、今度は「はぁ」と小さくうなずいた。

ようやく立ち上がるかと思ったら、わたしはまたしても落ち着きのない行動をとっている。

まず、カワカベさんの座っている椅子を動かす前に「立てます？」と声をかけているものの、視線は完全に椅子の脚のほうに落ちており、カワカベさんの答えを聞く態勢になっていない。実際、この声かけのすぐあとに、カワカベさんの返答を待つ暇もなくわたしは「よいしょ」と椅子の向きを変えはじめている。

立ってもらう態勢を用意しているつもりなのだが、肝心のカワカベさんの表情や視線に注意が向いていないのだ。

さらにまずいことには、ここでようやく立ち上がりのスペースが狭いことに気づいて、椅子を中途半端に動かしたところでカワカベさんから離れ、そばにある別の椅子を片づけはじめている。カワカベさんが「あ、いいよいいよ」とわたしに向かって手を振って制止するのであわてて戻っているのだが、時すでに遅し。カワカベさんはふたたびテーブルの上に目を落として片づけモードに入ってしまっている。

我ながら何をやっているのだと、じれったくなる。

ベテラン茜さんの神対応

見かねたベテラン職員の茜さんがテーブルにやってきた。

茜さんは、カワカベさんの片づけによって遠ざけられたふきんやコップを一つひとつ戸棚にしまい、洗い場に持っていく。カワカベさんの前から、片づけのアイテムが一つ、また一つと減っていく。いつもの茜さんならこんな迂遠なことはせずに、さっさと立ってもらうところなのに。

このときわたしはまったく気づいていなかったが、茜さんは助け船を出していたのだ。立ち上がることから注意をそらすものを少しずつ減らしていくことで、いわばお膳立てしてくれていたのである。

なのに、なんたる鈍さか。

わたしは、この茜さんのくれたチャンスを生かすどころか、茜さんがテーブルの上をしゃんしゃんと片づけ出した理由をわかりかねて、呆然と立ち尽くしている。

テーブルに残るふきんは、もはや一つになった。茜さんはさすがにもうどうにもならないと思ったのか、「カワカベさん、お口ゆすぎにいきましょか」と声をかけた。カワカベさんは「うん」とうなずいたものの、唯一のふきんに手を伸ばそうとする。

わたしはここでようやくこのふきんが問題だと気づいたのか、「カワカベさん、これね、このテーブルのふきんだから、先に立ちましょう」と、そのふきんをテーブルの端に遠ざける。しかし、それがまさにカワカベさんの手がふきんに届こうとする瞬間だったので、結果的にはただの意地悪をしているかのようだ。

ここで茜さんは、おもしろい行動に出ている。

カワカベさんのそばへ直行するかわりに、カワカベさんの向かい側、遠ざけられたふきんの側に遠回りしているのである。そして向かい側から「はい、カワカベさん、こっち向いてちょうだい」と言いながら、右手で手招きをする。

思わずカワカベさんがその手のほうに視線を向けたとき、左手はさっとふきんを取り除いてしまい、「じゃあ、ふきんはこっちに置いときますね」と、今度は向かい側からカワカベさんのほうへと回り込み、背後のテーブルにふきんをぽんと置いた。そこはカワカベさんの死角で、もうふきんは見えない。

この間も茜さんはカワカベさんに微笑みかけながら、カワカベさんと目を合わせ続けている。見事というよりほかない。

しかし、カワカベさんの視線はなおも定まらない。そばにいるわたしを見上げて、ひとことこう言った。

「大きい」

「あらら。それじゃ小さくなります」

わたしが思わずしゃがむと、カワカベさんは、茜さんの差し出す手に応えるように手を伸ばした。五分間のカワカベさんとのやりとりで、しゃがんだことだけが、わたしの貢献だった。

並んでだったらできる

グループホームでのレクリエーションの時間。

今日は折り紙をする。

舟のように折った紙をいくつも重ねて傘をつくる。一枚一枚は、三角に折っていくだけの簡単な折りなのだが、イワタさんの手は紙の向きが変わるたびに止まってしまう。

向かい合って座っている職員の高浦さんが、「ああ、ちがうちがう」と思わず手を出す。

「こうでしょう」

高浦さんはイワタさんが途中まで折った紙を自分で折って見せてから、ふたたび開いて渡すのだけれど、イワタさんの手はふたたび止まってしまう。

「なんでできないかなあ」

高浦さんは少し嘆き調になる。

嘆き節の理由

高浦さんがそんなふうに言うのも無理はない。

かつてイワタさんは、入居者のなかでもいちばんのしっかり者だった。食事のときも、わたしの湯飲みが空になったのをすばやく見てとってお茶をついでくれるほど注意が行き届いていたし、食器洗いや洗濯物畳みも率先してやる人だった。レクリエーションでは、体操やボール遊びなど、他の人がとまどう場面でもさっさとこなしていた。

それが二年前くらいから、少し様子が変わってきた。何気ない雑談をしているときにも問い返しが増え、レクリエーションでも動作が滞ることが多くなってきた。この日の折り紙だって、昔のイワタさんなら楽々こなせたことなのだ。

グループホームに入居してくる人の入居以前の来歴を、職員はある程度知識としては知っているけれど、体験しているわけではない。だから「昔はできたのに……」という気持ちは、肉親や縁者の人ほど強くないかもしれない。ただ数か月経ち、一年二年と経つと、職員もまた入居者の変化と向かい合うことになる。前にできたことができなくなるのに直面して、それが悲しくなってくる。

アルツハイマー型認知症の症状は、他の病気のようにリハビリテーションによって回復するとは限らず、むしろほとんどが進行性のものだとよく言われる。けれど、理屈のうえではわかっていても、ほんのわずかな回復の兆しを見たくなってしまう。

たとえば日々のちょっとした作業の場面では、進行とも不安定ともつかぬ病状の揺らぎがあって、それまでできなかったことが、ある日に限ってできることもある。いつもは滞る歯磨きや入浴が、やけに調子よくスムーズに進む日もある。

もちろん、ふたたびうまくいかなくなることも多いのだが、介護の一喜一憂は、このような揺らぎの日々のなかにある。だからその人にできるかできないか、という微妙な難しさの作業をしているとき、今日はもしかしたらできるかもしれないと思う気持ちは、なかなか押しとどめるのが難しい。

わたしはたまに観察に来るだけのドライな関係だけれど、毎日のようにつきあっている高浦さんは、わたしよりもずっと、そんな気持ちを強く持っているのではないかと思う。

「メンタル・ローテーション」とは何か

高浦さんとイワタさんとが向かい合ってやりとりするのをしばらく見ていて、「あれ？」と思った。高浦さんは自分の手元で紙を途中まで折ってから、「はい」とイワタさんに渡して続きをやってもらう。するとイワタさんは、ちょうど鏡に向かうように、手元の折り紙を高浦さんと同じ側に折ろうとする。けれど、向かい合った二人のあいだでは左右が逆になっているから、途中でつじつまが合わなくなってしまう。

異なる角度に据えられた二つの図形がどのように一致するか。この課題は、認知科学では「メンタル・ローテーション」と呼ばれている。

メンタル・ローテーションでは、いちばん角度のついた状態、つまり一八〇度ひっくり返った図形どうしでおこなうときに、もっとも難易度が高いことが知られている。いまの二人が取り組んでいるのは、まさにそのメンタル・ローテーション課題ではないか。

「ちょっと一緒にやっていいですか」

わたしはイワタさんの隣に並んで座らせてもらった。

まず折り紙を手に取って、イワタさんが折ったところまで折る。イワタさんの折った紙とわたしの折った紙、同じ形が二つ隣り合わせに並ぶ。

ここでイワタさんを見てから、「じゃ、ここからこう折ってみます」と、ゆっくり紙を持ち上げていく。すると、「こう?」とイワタさんがついてくる。隣り合って座っているので、わたしが折る方向とイワタさんが折る方向は同じで、回転させて考える必要がない。

紙の方向を変えても大丈夫だろうか。

「はい、じゃ紙をこうひっくり返して」

そう言いながら、ゆっくり上下をさかさまにしてみる。これもできた。次は裏返して折る。イワタさんは「ふーん」と、今度は少し難しいようで、息をついて、それでも何度か紙を元に戻してはまた裏返して、こちらと同じ形になることを確かめると、なんとかついてきてくれるようになった。

並んで自立、二人で自立

結局イワタさんの紙にわたしは手を出すことなく、ひと折りひと折り真似をしてもらうことで、傘をつくることができた。お手本つきで、しかもメンタル・ローテーションの問題を避けて通ったのだから、ずるいやり方といえなくもない。でも、こちらが手を出さずに済むという点では、イワタさんは自立的に折り紙を折ったといえなくもない。

いや、実をいえばイワタさんが一人でできるかどうかより、折り紙がかくも共同作業であったことのほうにわたしは感心していた。なんだか二人で折ったみたいだ。

「じゃ、次は一人でやってみましょうか」

そう言うと、イワタさんは困った顔をして折り紙を見つめている。それでもう一度紙を取って折って見せると、今度も同じように真似をしながら折ってくれる。

手がかりなしで一人で折るのは無理。向かい合って教わるのも難しい。でも隣にいる人のお手本を見ながらなら、折ることはできる。――イワタさんの「自立」はいま、そんな具合なのかもしれない。

わたしたちのやりとりを見ていた高浦さんは、なんだか納得がいかないらしく、もう一度向かい側から「こうして」とイワタさんに折り紙を折って見せる。

その気持ちも、ちょっとわかる。

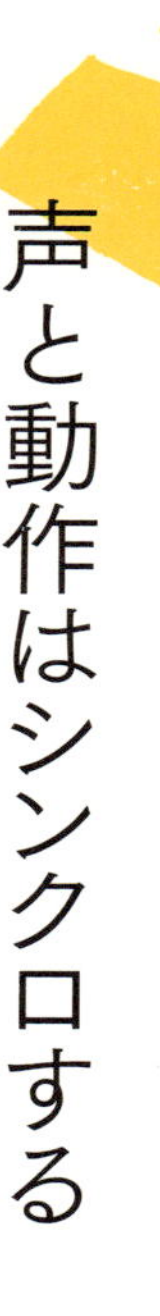

声と動作はシンクロする

転倒がきっかけでしばらく入院していたキウチさんが、グループホームに戻ってきた。

足腰の弱ったキウチさんは車椅子を使うようになっていた。それだけでなく、左脳の機能がかなり低下しており、以前は動いていた利き手の右手が、ほとんど動かなくなっていた。いまは慣れない左手を使い、介護用の柄の太い曲がりスプーンで流動食を口に運んでいる。

入院前、椅子に座って食事をしていたときのキウチさんの食欲は、体が前傾姿勢になることから見てとれた。食べ物によって上半身がテーブルに近づいたり、頭が前に乗り出すので、「あ、これは好きな食べ物なのだな」と見当がついた。

病院から戻ってきたいま、車椅子にもたれたキウチさんの上半身は、はっきりとは動かない。流動食も一人では食べられないので、食事のあいだ中、スタッフの林さんがマンツーマンでキウチさんの横についている。

キウチさん、ずいぶん弱っちゃったなあ。

けれどしばらく見ていると、上半身の手がかりはかすかになったものの、ゼロではないことがわかる。背中は車椅子に預けられたままだけれど、首は少しだけ動く。甘いジュースだと、その首がわずかに前に出る。それだけではない。コップが口元に近づいてくると、ジュースをすすろうとする口が、少し早くすぼまる。あるいは、流動食を迎えようとする口が少し早く開く。

キウチさんの持つスプーンを支えるように、林さんが流動食やお茶の入ったお椀を口元に近づける。そして、お椀をキウチさんの口元で傾けては、様子を見ている。

流動食の介助は難しい。傾けて口に入った食べ物が、相手が口に入れたい量よりも少ないかもしれない。かといって、思い切ってがばっと傾けると、むせられることになる。

「ごくごく」と「ごくん」

流動食をひととおり食べ終わってから、さてお茶、という段になって、林さんはちょっとおもしろいことを始めた。湯飲みをキウチさんの口元で傾けながら「ごく、ごく、ごく、ごく、ごくん」と言うのだ。

「ごくごくごく、」という声を林さんが発しているあいだ、キウチさんの首は少し上向いており、注がれてきたお茶を口に含んでいる。

最後の「ごく、」が終わるちょうどそのタイミングで、すぼまった口は湯飲みから離れる。それを林さんはじっと見てから湯飲みを縦に戻して、「ごくん」と言う。

直後、キウチさんの喉元は、こくんと動く。

林さんはそれを見届けて、ちょっと間をおいてからふたたび湯飲みを傾けて、「ごく、ごく、ごく、ごく」。

うまく飲まれますね、と言うと、「退院後はちょっとむせてはったんですけど、こうやってリズムをつけるとむせはらへんようになったんです」と林さん。

どうやら林さんが唱えるごくごくごくごくから、キウチさんは口のなかにどんなふうにお茶が流れ込んでくるか、それがいつ切り上げられるかをおおよそ予測しているらしい。

体感した時間構造をスケッチする

相手のやっている動作に合わせて擬音語・擬態語を唱える。このやり方には、抵抗を持つ人もいるかもしれない。

わたしたちは赤ちゃんや小さな子どもと接するときに、「はい、ぽーんぽん」「もぐもぐできたねー」などと、動詞の代わりに擬音語・擬態語をしばしば使う。こういうことばづかいをお年寄りに向かってするのは、まるで子ども扱いしているようで失礼ではないか。

たしかに、相手のやっていることにおかまいなしに、幼稚なことばで接するのだとすれば問題かもしれない。けれど擬音語・擬態語には、単なる子ども扱いとして片づけることのできない重要な性質がある。これらのことばが持っている、動作の描写力だ。

擬音語・擬態語には、いくつかおもしろい特徴がある。

まず、「ごくん→ごっくん」「ぽんぽん→ぽーんぽーん」のように促音便（ごっくんの「っ」）、撥音便（ごくんの「ん」）、長音（ぽーんの「ー」）を挟むことができ、しかもその長さを動作の様子に合わせて自在に伸び縮みさせることができる。

短く弾むなら「ぽんぽん」、少し弾んで「ぽーんぽーん」、高く弾むと「ぽーーんぽーーん」。

こうした特徴は、それぞれの動作の時間構造をあらわすのに適している。

さらに擬音語・擬態語は、いくら繰り返しても不自然ではない。動作の回数だけ「ぽんぽんぽんぽん」と言い続けてもかまわない。

日常会話のなかでは、「ぽんぽん弾む」「てくてく歩く」と、目の前に当の動作がなくとも形式的に使うことができる。しかし、いざ実際の動作を目の前にし、それに合わせて声を発しようとするや否や、声は「ぽーーーんぽん」「てっく、てっく」と現象や動作の時間構造に沿うようになる。

グループホームの介護スタッフは、自分の体を動かしたり相手の体を表現するときに、しばしば擬音語・擬態語を使う。

「もわーっと立ち上がる」
「ぐうううっと力を入れる」
「じいいいっと見る」

観察巧者の介護者が使う擬音語・擬態語は、いわば観察された動作、体感された動作の時間構造をスケッチしたものだと言ってもいいかもしれない。

「ごく」と「ごく」の合間に自由がある

介護者のことばは、ただ相手のやっていることを描写するだけではない。

林さんは、最初は「ごく、ごく、ごく、ごく」と四度言ってから「ごくん」とフィニッシュを決めていたが、何口目かのとき、「ごく、ごく、ごく」と三度言ったところで、キウチさんがすぼめた口をひっこめるように湯飲みから離しかけた。

すると林さんは四度目の「ごく」を省略してひょいと湯飲みを縦にした。

そして「ごくん」と言うと、キウチさんもごくん。

「ごく」と「ごく」のあいだに合間を持たせながら、林さんはどうやらキウチさんの出方を待っているのである。そしてキウチさんも、この合間を使って、自分がお茶を飲み終わる意思表示をした。

擬音語・擬態語は、単に介護者がお年寄りに望む動作を一方的にあらわしているだけではない。介護者の考える動作に対して、お年寄りは自分の動作によって変更を加える。

擬音語・擬態語の促音や長音、そして繰り返しに挟まれた合間は、お年寄りからの変更を受け容れる間合いをうまくつくっているらしいのである。

裏切りの動きに乗せられて

奈良の特別養護老人ホームで、舞踊家の佐久間新さんがダンスのワークショップをやっているのを観察させていただいたことがある。

佐久間さんの踊りはジャワ舞踊が基本だが、その振りは自在で、突然ふってわいた音楽に合わせながら、その場にいる人をあっという間に巻き込んでしまう。

この日は、ホームに入居されている二〇人ほどのお年寄りがぐるりと輪になった。その輪の中心で佐久間さんが手を叩いたり体を伸ばしたりと、しばらく簡単な運動をやってみせるところから始まった。お年寄りたちと佐久間さんとは、初対面だ。

優雅なエスコート

体が温まったところで佐久間さんは、ぐるりとあたりを見回してから、一人のお年寄りに無言で近寄って手を差し伸べる。その人はきょとんとしてから隣の人を見る。すると佐久間さんはそっと離れて、また別の人に近づく。今度の人は猛烈に手を横に振って断る。

手が差し伸べられるのだから、何かへの誘いなのである。しかし、誘われたあと、何が起こるのかはわからない。佐久間さんの動きはとても静かだけれど、みなさんの視線は明らかに佐久間さんに釘づけになっている。おそらく、次は自分が誘われるのではないかという緊張がそうさせるのだろう。

そのとき佐久間さんが、車椅子に座った一人の女性、イシダさんに近づいた。

佐久間さんが手を差し伸べると、イシダさんは当たり前のように両手を差し出した。

佐久間さんがその手をとって少し引くと、車椅子はするすると動き出した。

あまりに自然だったので、介助のスタッフも後ろから車椅子を押すこともなく見守っている。

イシダさんは佐久間さんに手を引かれて、そのままゆるやかに輪にそって円を描きながら、しだいに円をすぼめて中央に移っていった。

真ん中にたどりついた二人は、さあっと手を離すと、ぱんと両手を合わせた。見ていたお年寄りたちから笑いが起こる。まったく台本はない。

佐久間さんはもちろんだが、イシダさんの度胸と即応力の高さに、わたしはびっくりしてしまった。車椅子のまま、初対面の人に手を引かれて大勢の真ん中に出るだけでも大変なことだ。それどころか、佐久間さんと丁々発止のやりとりをしている。

二人の動きの緊張は途切れることなく二分ほど続いて、佐久間さんはまたゆるやかにイシダさん

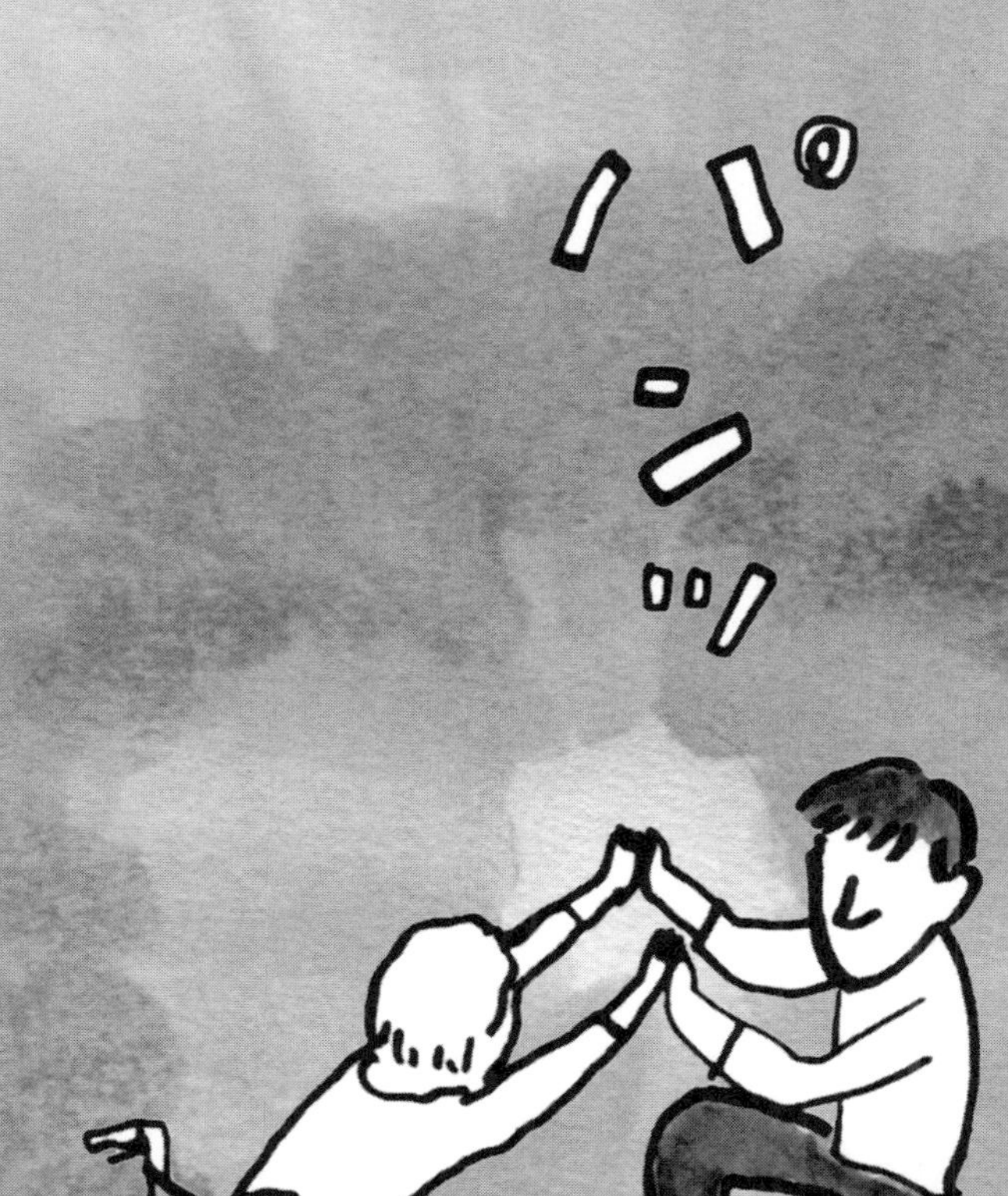
パンッ

を輪へとエスコートしていった。見事な踊りだった。

いや待て。見事、と感嘆しかけたところで、わたしの分析癖がむずむずしだした。人と人とのやりとりがいかにもスムーズに進んでいるように見えているとき、そこにはたいてい、見ている者の意識をすり抜けるほど緻密な相互作用が起こっているものだ。それが何かを確かめたくなった。

あとで撮影ビデオを一コマ一コマ追っていくと、果たせるかな、そこには、うならされるような微細なやりとりが起こっていた。

なぜイシダさんは体をぐいと乗り出したのか?

わたしは、二人が「さあっと手を離すと、ぱんと両手を合わせた」と書いた。時間にして二秒に満たない動作だ。けれど、二人はなぜ、手を離してからすぐに両手を合わせることができたのだろう。

よくよくビデオを見直してみると、二人はそれまでつないでいた両手を、ただだらりと下ろしたのではなかった。両手をつないだまま、それを振り上げて、お互いがバンザイをするように離したのだ。

自然と二人の両掌は、高く掲げられて向かい合うことになる。ここで、佐久間さんは掲げたバンザイをイシダさんに向けて近づけはじめる。その直後にイシダさんも誘われるように、バンザイを佐久間さんに近づけていく。手をつなぐことからバンザイまで淀みがない。なるほど、こういうことか。

ここまでコマ落としで見て、わたしは、「ああ、このまま二人はぱんと手を合わせるのだな」と予測した。

が、その予測ははずれた。あれれ？

佐久間さんは、せっかく近づけはじめた両手を、なぜか中空で止めてしまうのである。

イシダさんにとっても、予測がはずれた感じがしたに違いない。というのは、イシダさんは最初、車椅子に背中をもたせかけたまま、ほんの少しだけバンザイを差し出していたからである。おそらくそれで十分手が届くつもりだったのだろう。ところが佐久間さんが途中で手を止めてしまったので、バンザイは届かない。

どうするか。

ここでイシダさんはあきらめるかわりに、ぐいと上半身を乗り出して、中空で止まっている佐久間さんの両手に、自分の両手を突き出して、ぱん、と叩いた。

コマ落としの時間のなかで、わたしは愕然としてしまった。

スローモーションで見ると、ゆっくり相手と両手を合わせた動きにしか見えないのだが、通常のスピードで見ると、この、届かないとわかってからぐいと上半身を乗り出して手を叩くまではほんの数コマ、コンマ一〜二秒。瞬発力、と呼びたくなるすばやさだ。

合わせかけた両手を途中で止める、という佐久間さんのちょっとした機知も不思議だが、そこでとまどう暇もなく、ぐいと体を突き出すイシダさんの反応も見事だ。ビデオで見る前はなんとなく「度胸があるなあ」という印象だったが、その印象は、佐久間さんのアドリブに即座に体を乗り出すイシダさんの迷いのなさから来ていたのだ。

「一からでないやり直し」が生まれるとき

ここには二つの重要な動きがある。一つは〈転用〉。引いていた手をただだらりと離してしまうと、そこで動きはいったん途切れて、踊りは終わってしまう。しかしその手をつないだまま掲げることで、次の動きのイントロダクションになる。中途でお互いの動作が止まりかけたときに、そこであきらめて「一から」やり直すのではなく、止まっている動作を転用する。すると、そこまでの踊りの流れを生かしながら、それまでとは違う展開が生まれる。このように転用がただの失敗と異なるのは、それが「一からではない」点にある。

もう一つは〈ずれ〉。

二人の踊りはしばしば、お互いがお互いの真似をしようとして似たものになっていく。相手の動きをすっかり見てから真似をする場合は、いったん見終わった相手の動きを思い出して、そのとおりに動けばよい。しかし、お互いが動きながら刻々と真似をするとなると、そんな悠長な手は使えない。次に相手はこう出るだろうと予測をしながら、その予測に従って自分の動作をおこなうことになる。

こうした予測はあまりにすばやくおこなわれるため、自分で自分が何をどう予測しているかを意識するのは難しい。もし相手が予想どおりのなめらかな動きをしてくれたなら、このやり方はうまくいく。けれど、相手が動きをちょっと変えたならどうだろう。予測は裏切られて、真似はちょっと崩れる。

このとき、わたしはただ真似を崩されるだけでなく、自分が無意識のうちにおこなっていた予測に気づく。そして、いままでは意識せずとも済んでいたなんでもない動きの流れのなかに、予測とは別の動きがありうることに気づかされる。わたしは崩れかけていた真似とは別の動作を瞬時に探る。かくして、二人の踊りに新しい動きがもたらされる。

二人の動きがずれる。

自分が我知らずおこなっていた予測が、相手の動きによって裏切られる。

動きは一瞬淀む。

しかし、最初に戻ってしまうわけではない。淀んでとどまっていた位置を、別の動きへと転用する。それが「一からではないやり直し」となる。

即興の踊りでは、このような〈ずれ〉と〈転用〉とがあちこちで起こり、そのつど「一からではないやり直し」が生まれ、踊りが改まる。この「一からではないやり直し」が、介護にとってどんな意味を持つかについては、本書の終わりでもう一度考えよう。

得意技で時間を動かす

夕方の入浴前のひととき。入居者のみなさんが交替でお風呂に入るあいだ、順番を待っているマエバシさんはちょっと所在なさそうにまわりを見ている。

職員の神谷さんが、すかさず百ます計算を持ってくる。電報局に勤めていたマエバシさんは細かい作業や計算が得意で、百ます計算はマエバシさんが休憩中にいつも熱心にやっている気晴らしだ。

わたしたちはふだん、グループホームでは観察者に徹することにしているのだけれど、ときどきやりとりのなかにお邪魔することがある。この日も職員の神谷さんはちょっと気を利かせてくれて、離れた席で観察していた大学院生の城さんに、百ます計算を示しながら「どっちが早くできるか」と声をかけた。

城さんは「あっ」と気づいて、さりげなくマエバシさんの隣の席に移る。

百ます計算が始まらない……

いつもはすぐに計算にとりかかるマエバシさんだが、観察者の城さんが隣に来たので、ちょっと照れくさいようだ。手は膝に置かれたままで、前に出ない。

なかなか鉛筆を持たないマエバシさんを見た職員の神谷さんは、「もう、教えたげよう」と向かい側に座ってから、おどけて両手をパーの形にして出す。

「はい、一〇やろ」

実は教えたげようも何も、マエバシさんはふだんなら一〇でも一〇〇でも数えることができるし、神谷さんもそれは百も承知だ。マエバシさんが手をぎゅっと膝の上に置いているので、神谷さんはその手を誘い出すべく、あえて両手を出してみせたのだろう。

しかしマエバシさんはなかなか手強い。神谷さんの誘いには乗らず、「一〇はどれ？」とまるで差し出された神谷さんの両手の意味がわからないかのようにとぼけて言う。

神谷さんはなおも両手を突き出すのだが、マエバシさんがいつまでも両手を膝から動かさないので、苦笑いしながら手を引っ込めてしまった。

「やめとく？　ほな色塗りする？　何がええ？」

神谷さんの問いにマエバシさんは、ちょっと笑いながら体をくねらせて「なんもいらん」と答える。「あら、なんもしたくないの？」と神谷さん。

気の小さい観察者なら、こんなやりとりを見て、ああ、いまは無理に誘うのはやめておこうと静かに引き下がるところだが、城さんは勇敢にも「競争しようよ！」とマエバシさんに向かって拳を振った。百ます計算の競争をしようというのである。神谷さんも「ほらほら」と、城さんを指さしてフォローにまわる。

ここでちょっと不思議なことが起こった。そこまで頑として動かなかったマエバシさんの両手が、神谷さんに向けてパーの形で前に差し出されたのだ。しかし目線は城さんには向いておらず、両手に注がれている。

それは、「競争しようよ！」と声をかけた城さんに応じる動作ではない。神谷さんがやった先ほどのジェスチャーへの応えだ。さっきは応答がなかったのに、いまごろになって応えるのは、城さんが隣にいるのがまだ照れくさいからかもしれない。

マエバシさんは両手を差し出したまま、神谷さんの顔をうかがっている。それがまるで二人に両手を出すことを誘っているようで、神谷さんも城さんも、マエバシさんにならって両手を差し出した。

三人が奇妙なポーズのまま見合うような格好になった。

さて、どうするか。

なら、いちにっさん教えて！

城さんとマエバシさんとで指がちょうど二〇本ある。これなら二桁の計算も指で数えられる。神谷さんはまず、このたくさんある手を使って百ます計算をしようと試みた。

目の前の計算式を見ながら、「ほな、手を結んでみようか」とマエバシさんの指をさわりながら数えていく。

「ひとーつ、ふたーつ、みっつ」

城さんもその様子を覗き込んでいる。しかし端から順番に指をさされても、マエバシさんの応答はおもわしくない。指を折るわけではなく、手を開いたままじっと見ている。

「うーん」とちょっとうなった神谷さんは、突然「なら、イチニッサン教えて」と言って節をつけて唱え出した。

「いちにっさーん、しのにのご」

するとマエバシさんは、これまで固まったように差し出した両手を止めていたのが嘘のように、腕を軽快に振りはじめた。

「いちにっさーん、しのにのご、さんいちしのにの、しのにのご」

ことばに合わせて、マエバシさんの指はマジックでもするようにさっさっと動く。

「へ⁉」

城さんは意外な動きにあわててついていこうとするけれど、まるで間に合わない。

「すごい！」と城さんに言われて、マエバシさんは、「へへ」と笑って、もう一度、いちにさん、しのにのごの順番に指を手ばやく動かしてみせた。

かっこいいのは神谷さん

おそらくマエバシさんは、この得意技をもう何度か神谷さんに披露していたのだろう。両手を構えたままぼうっとしているマエバシさんを前に、神谷さんはふと以前見た得意技を思い出したのだ。

「もう、黙っとこうと思ったのに」

マエバシさんは笑ってから、照れくさそうに神谷さんの腕をはたいた。

「はいはい、じゃ城さんに教えてあげて。かっこよかったー」

神谷さんは、さっと立ち上がってからマエバシさんの背中をぽんぽんと叩き、あっという間に台所に立ち去った。城さんとマエバシさんは顔を見合わせて「もう」と笑ってから、二人とも椅子を引き直した。そして躊躇(ちゅうちょ)なく鉛筆を手に取って、並んで百ます計算にとりかかっている。

まるで鮮やかな新人教育のようだった。

神谷さんは城さんに何をすべきか一切教えない。ただその場で、マエバシさんの体が自ら動き出すための方法を探り続ける。方法が見つかることで場がわっと盛り上がる。そこを逃さずさっと去って行く。あとは残された二人がなんとかする。

「マエバシさーん」

職員さんに呼ばれてもマエバシさんは、城さんとまだ百ます計算に熱中している。いつの間にか、お風呂を待っていたことを忘れているのだ。

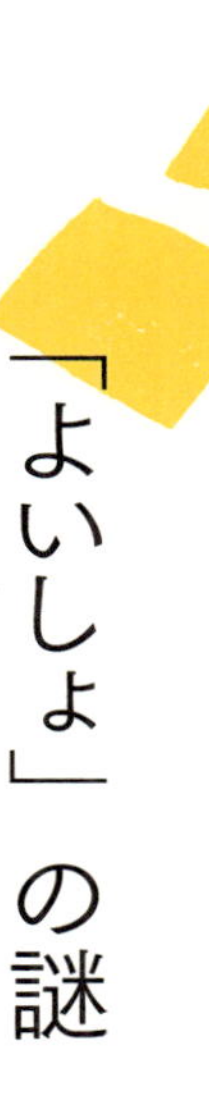

「よいしょ」の謎

社会言語学が専門の早稲田大学のペート・バックハウスさんが、看護現場で用いられることばについて、おもしろい研究をしている。

話しことばを扱う言語学では、わたしたちがどんなことばを用いるかを調べるために、実際の語りや会話を大量に集めた資料である「コーパス」というものを用いる。このコーパスには、学会のプレゼンテーションで用いられる語りや、自分の経験を話す語りなど、いろいろな種類がある。バックハウスさんは、看護現場で交わされることばを文字起こしして、それを既存のコーパスと比べてみた。

すると、ある単語の頻度がまるで違うことに気づいた。

そのことばとは、「よいしょ」である。

既存のコーパスでは「よいしょ」はほとんど見られないのに対して、看護現場のデータでは第三位と、実によく使われるフレーズなのだそうだ。そういえば、わたしも介護現場で「よいしょ」をよく耳にする。看護や介護では、人の体を起こしたり支えたりする動作が多いせいかもしれない。それにしても、「よいしょ」とは不思議なことばである。辞書を見ると「かけ声」「囃ことば」とあるものの、何が〝よい〟で、何が〝しょ〟なのか、さっぱりわからない。

わたしは最近、これを「よいしょ問題」と呼んで、介護現場をはじめいろいろな場面で、「よいしょ」がどんな動作と、どんなタイミングで結びついているのかを調べている。まだまだ謎が多いが、いまの時点でわかっていることをいくつかここに書き留めておこう。

「よいしょ」のタイミング、実はまちまち

謎の一つは、「よいしょ」に伴う動作のタイミングが、人によって少しずつ違っていることである。たとえばある職員さんは、「よいっ」と言いながら重いもの（あるいは人）を持ち上げて、「しょ」で下ろす。別の職員さんは、「よいっ」で腰を沈めて「しょ」で持ち上げる。

よくよく見ると、持ち上げる行動が、一人でおこなわれているのか、誰かとおこなわれているのかによって違っている。誰かとおこなうときは、いきなり「よい」で持ち上げることは滅多にない。たいてい、「いくで、せーの」という具合にイントロがあるのだ。

このイントロの言い方によっても、よいしょの動作は変わってくる。

イントロの語尾が「せーの！」と強められると、「よい」で持ち上げが始まりやすい。一方、「いくで……よいっしょ」というふうにイントロの語尾が静かだと、「よい」は腰を沈める動作と一致

しやすい。なかなか複雑なのである。

もう一つ興味深いのは、「しょ」という音である。ここに〈sh〉の音が入っていることによって、かけ声はより精妙になる。

共同作業に不可欠な〈s〉と〈sh〉音

サ行の冒頭の音、すなわち〈sh〉や〈s〉の音は、〈k〉や〈t〉や〈p〉のような子音と違って、「shhh……o」というふうに、いくらでも伸ばすことができる。おもしろいことに、何人かが共同作業をしている現場のかけ声を見ていくと、この〈sh〉や〈s〉の延長音が、お互いの動作のタイミングに関わっている例がいくつも見つかる。

たとえば、誰かとじゃんけんをする場面を思い浮かべてみよう。

最近のじゃんけんはたいてい「最初はグー」から始まる。もしあなたが、「最初はグー」と声をかけようとして、他の人がまだ腕を振り上げていないのに気づいたら、どうするだろうか？

一つの手段は、いきなり「最初はグー！」と言い切らずに、ことばの始まりの部分で待つことである。どうやって？

「最初」の「さ」のさらに冒頭、〈s〉の音を「sss……」と引き延ばしながら、腕を止めて他の人が追いついてくるのを待つ。〈s〉音に気づいた人があわてて腕を差し出しはじめたら、「sssさーいしょーはグー！」とそのタイミングでかけ声の続きを言う。これは実際によく見られる現象である。

持ち上げの「しょ」でも、似たことが起こる。

誰かと重いものを持ち上げるとき、「よいっしょ」の「よい」で腰を沈めた人は、他の人とタイミングを合わせて、同時に持ち上げ行動に移る必要がある。しかし、「しょ」と言おうとして、他の人が持ち上げている手応えが感じられなかったらどうするか？

実は「よいっしょ」の「っ」の部分で、多くの人は〈ｓｈ〉の音を忍ばせており、この音の音量を変えながらお互いのタイミングをはかっている。先に力を入れはじめた人は、「よいｓｈｈｈ……」と延ばしながら、相手に力を入れるよう催促するのである。

なかなか相手からの力が感じられない場合は、「ｓｈｈｈ……」の音をさらに大きくしていく。相手の力が入りはじめたなと思ったら、〈ｓｈ〉から〈ｏ〉に移って「よいｓｈｈｈ……ｏ！」と語尾をはっきり発音する。

このときにはもう重いものはぐいと持ち上がっている。

人によっては、「よい」を省略して「っしょ」とだけ言う人もいる。こうした人も、なぜか「しょ」の前に「っ」と言っている。いや、正確には「ｓｈｈｈ……」と言っている。そのあいだに相手とのタイミングを調整するらしいのである。

もしかけ声が、「よいこ」や「よいと」や、はたまた「よいぽ」だったなら、こんなタイミング調節は起こり得なかったはずだ。

かけ声を、ただ一人の人間が自分に気合いを入れるための道具だと考えるだけでは、なぜそんな音韻になったのかうまく理解できない。しかし、かけ声を「他人とやりとりするための道具」だと

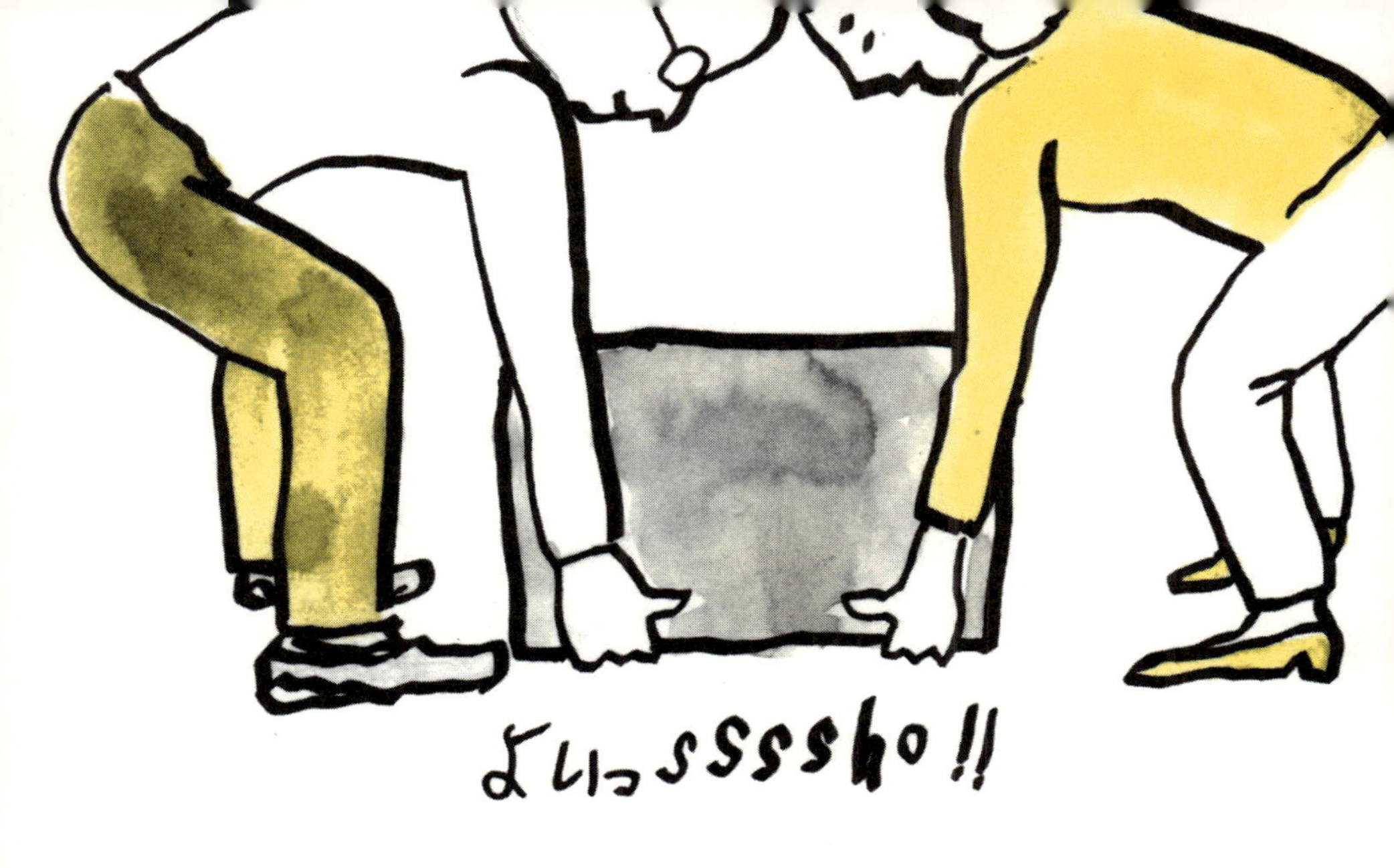
よいっssssho!!

考えると、その構造は興味深いものになっていく。

最近は、職員さんが誰かと何かを持ち上げはじめると、さっとビデオを構えるようになってしまった。もはや〝よいしょハンター〟である。

今日はどんな「よいしょ」が聞けるだろう。

差異の感覚が声をつくる

新学期になると毎年、新入生には、二人一組でアイマスクをつけた歩行実習を体験してもらっている。

片方がアイマスクをつけて、片方がナビゲーター役になる。最初は廊下、それから上り階段、慣れてきたら大学のなかを自由に歩いてもらう。

アイマスクを渡して装着してもらうと、すぐに「暗い！」「これで階段とか無理！」などと、きゃあきゃあ大騒ぎになる。ナビゲーター役はたいてい横でにやにやしている。

学生たちは明らかに、アイマスクをつける人が主役のように思っている。でも実を言うとこの実習の勘所は、ナビゲーターの側なのだ。

それは実際に歩きはじめるとすぐにわかる。

身構えが奪われる体験

ナビゲーターに慣れていない人は、まずことば数が少ない。たとえば、自転車が通り過ぎても、鳥が鳴いても、無言で歩く。もちろんわたしたちは日常生活で、隣にいる人といちいち自転車が通り過ぎたり、鳥が鳴いてることについて話すことはあまりない。音はいちいち指摘せずとも、自動的に耳に入ってくるし、それが何であるかをいちいち意識する必要はない。

慣れていない人のもう一つの傾向は、ことばを発するタイミングが遅いことだ。曲がり角にきて相手がついてこないのでようやく「あ、曲がるね」と言ったり、階段の手すりを握ったところで「ここから階段ね」と言ったりする。もちろんわたしたちは日常生活で、そんなことを言われる前からもうすぐ曲がり角だとわかっているし、階段につくころにはすっかり階段を上り下りする気になっている。

しかし、いったんアイマスクをつける側にまわると、これら日常生活の常識はすべてひっくり返る。

何ものかが突然しゃーっと音を立てて通り過ぎ、頬に風が当たる。もしかしていまのは自転車ではないのか。顔に風が当たるくらい危ない距離だったのではないか。

しばらく行くと、突然ちぴちぴと鳥の鳴き声がする。こんなに近くでやかましく鳴く鳥がいたっけ。なんという鳥だろう。

突然ナビゲーターの腕がこちらから離れていく。どこへ連れて行かれるのだろう。「ここから階段ね」

なんだ、階段か。下りるのか上るのか。あ、上るのか。早く言ってくれればいいのに。

多くの学生は、アイマスク役とナビゲーター役とを交替することで、しだいにことば数が多くなり、ことばを発するタイミングが周到になってくる。

「あ、自転車が二台来るけど大丈夫。わりと離れたところを通り過ぎるから」

「真上でヒバリがずっと鳴いてる」(わたしの勤務先の大学は田園地帯にあるので、こういうことが起こる)

「もうすぐ階段を下りて一階に行くね……はい、ここから下ります」

つまり、アイマスクをしている者にとってナビゲーターとは、単に道案内をする人ではない。いま感じていることと、視覚的手がかりとを結びつけてくれる人なのである。いやそれだけでなく、これから起こるであろうことを予告して、こちらの身構えを手助けしてくれる人なのである。

一方通行ではナビゲートできない

とはいえ、わたしたちはふだん、いま起こっていることと自分の感じていることとを意識することなく結びつけ、いつのまにか次の行為のために身構えている。だから良きナビゲーターになるためには、自分と相手とのあいだに、どのような感覚や認知の違いがあるかを知る必要がある。アイマスク役とナビゲーター役を交替することによってナビゲーターがうまくなるのは、こうした感覚や認知の違いに気づきやすくなるからだろう。

では、どんなことばを補えば、自分と相手とが同時に身構えを起こし、同時に次の動作に入ることができるだろう？

ヒントは、アイマスク役の人のちょっとした反応にある。

たとえば、相手が急に「きゃっ」と言ったときに、それは通り過ぎる自転車に対して自分が何もコメントしなかったからだと気づくことができる。アイマスク役の手が自分の腕に追いついてこないとき、それは単に相手の反応が遅いのではなく、ナビゲーターが急に方向を変えようとしたこと、それを予告することばが足りなかったことを示している。

ナビゲーターとアイマスク役の関係性は、ただの一方通行ではないのだ。

こうした経験を経ると、ペアによるこの歩行は、単にナビゲーターがアイマスク役の認知を補う行為ではなく、お互いの認知の違いを発見しながらお互いをナビゲートする行為なのだということがわかってくる。

感覚が異なる者どうしが共生する知恵

このような話を長々と書いたのは、『ユマニチュード入門』（医学書院）を読み直していたからだった。

この本はとてもやさしく書かれているけれど、一つひとつのことばに配慮が行き届いている。たとえば「話す技術」という項には、「自分のおこなっているケアの様子をことばにする」例として、こんな声かけが書かれている。

「ハナさん、背中拭きますね。両手をあげてくださいますか」

何気ない内容だけれど、ことばの順序にはいくつかの配慮が働いている。まず、相手の名前を呼ぶ。それから、これからやろうとする動作の目的のほうを先に言う。最後に動作を説明する。つまり、相手の注意をまず喚起して、次に相手の身構えを手助けしているのだ。

ここには、アイマスク実習にも通じる知恵が込められている。

感覚や認知の異なる者どうしが共同で何かをおこなうとき、ナビゲーターはことばによって、次におこなう行動に対する身構えを、相手と一緒につくる。そして相手の行動やとまどいから、どんなことばを使うことが必要かを学ぶのだ。

ユマニチュードに込められている技術は、ケアの知恵であるばかりでなく、感覚や認知の異なる者どうしがつきあうための知恵なのかもしれない。

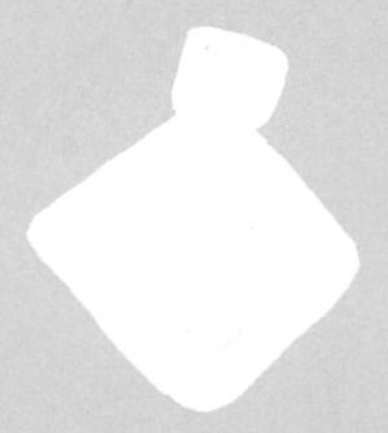

2 かしこい身体に気づく

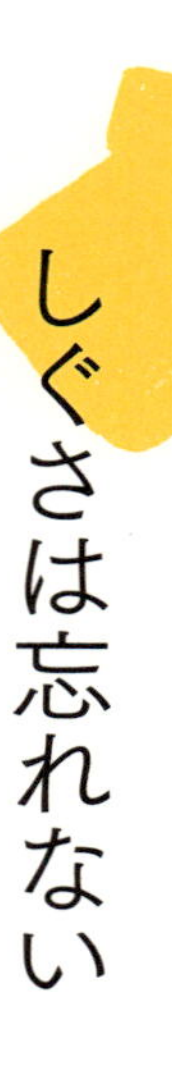

しぐさは忘れない

数年前、滋賀県の高島市で高齢者の回想法の試みに関わったことがある。

当時、わたしにとって回想法は初めての経験で、「みんなで話し合って昔のことを思い出す」というくらいの漠然としたイメージしかなかった。ところが実際にやってみると、これは単なることばのやりとりではないことに気づいた。

人の配置で会話は変わる

たとえば人の配置がそうだ。初回はとにかくたくさんでやりましょうということになり、デイケアに通う方々に集まってもらい、広いホールでやってみた。七〜八人のグループを五組ほどつくって、それぞれの組が円形に座って話をする。

しかし、これはうまくいかなかった。ホールの高い天井に会話が反響して、あちこちからわんわんと声が聞こえる。ただでさえ耳の遠いお年寄りが多いので、グループでの会話をあきらめて、隣の人とぼそぼそと話しはじめる人があちこちにあらわれはじめた。

それで次の回からは、会議室に一組八人の方々だけに集まってもらうことにした。ホールでやったときは広々とした円を組んでいたが、この回からは、膝を（もしくは車椅子を）突き合わせるほどの近い距離でやってみると、前回に比べてぐっと会話の量が増えた。

さらに、スタッフと参加者の配置の工夫しだいで、会話の弾み方に違いが出た。

たとえば参加者の一人が、誰かの話を聞きながら、ちょっと聞き取りにくそうに顔をしかめる。すかさず、そばにいるスタッフが耳元で言い直す。参加者は、ああと納得してから、そのスタッフに向かってひとことふたこと返す。

しかしそのことばはスタッフだけが聞き取り、円のなかには返っていかない。スタッフはいつもどおり耳の遠い参加者の介助をしているのだし、その参加者もスタッフのおかげで話についていくことができている。けれど、どうも会話に参加しているようにはならない。

そこで、ちょっと言いにくかったのだけれど、スタッフの方に、「少し聞きづらそうでもしばらくそのままにしてあげてください」と事前にお願いをしてみた。また、声が大きくてよく話す参加者と、やや耳の遠い参加者とを隣り合わせにしたり、逆に声の大きい人どうしを少し離してみた。

こうすると、スタッフがすべての会話を耳元でささやかなくとも、おおよその会話が参加者の耳に入る。お年寄りどうしで直接話をすることが増えて、会話のスピードがずっと上がった。

車椅子の膝を叩く思い？

会話は、ことばだけでおこなうわけではない。

たとえば、相手に親しげに呼びかけるときに、年配の方は相手の膝を叩くことがある。畳に座っているときによく見かけるが、膝をつきあわせるくらいの距離だと、椅子に座っていても出ることがある。この膝叩きで印象深い出来事があった。

ある日の回想法で、おばあさんが「そうよぉ」とにこにこ笑いながら、隣の相手に手を出した。その隣の人は車椅子だった。するとおばあさんはごく自然に、車椅子の車輪のあたりをぽんと叩いたのである。

わたしは、このさりげない所作に虚をつかれたような気になった。

道具は使い込むうちに使い手にとって身体の延長のように感じられてくるという現象は、認知科学でしばしば指摘されるが、このおばあさんは、自身ではなく、相手の道具を身体の延長として使っている。

そうか、道具は一人きりで身体の延長となるとは限らない。こんなふうに誰かとやりとりすることで、身体としての道具がぽんとあらわれることだってある。まさに膝を打つ思いだった。

団子と三角おにぎり

会話中のこうしたしぐさは、ただことばのやっていることをなぞるだけではない。

別の日の回想法で、昔は炭をどう使っていたかが話題になり、炭を焼いたあとの粉をどうするかという話になった。すると、ふだんは無口なアキさんが「〝たどん〟ちゅうて」と小さな声で言った。

この回想法では、お年寄り以外に、若手スタッフたちが司会役や調整役として参加していたのだが、この「たどん」が若手にはわからない（いちおう説明しておくと、たどんは炭の粉を松ヤニなどで固めたもので、一種の固形燃料である）。

リーダーの藤田さんが我知らず乗り出して、「たどん……て、なんですか？」と尋ねた。それまで車椅子の背にもたれていたアキさんは、椅子の背から少し前に体を傾けて答える。

「これて、丸こめておいといて」

このときアキさんの左掌は上に向き、その上に右掌を伏せ、左右に往復させている。ちょうど団子をつくるような動作だ。

ところが、そのあとに起こったことはさらに興味深いものだった。

若い藤田さんはうなずきながら、アキさんにあいづちを打つように自分の両手で大きな球をつくるようなしぐさをする。が、たどんを知っている者からすれば、それはたどんというより、巨大な三角おにぎりをつくるしぐさだった。

すると、横にいたナツさんが、片手の親指と中指をひょいひょいとこすって「団子にするんやわなあ」と言った。ことばだけからすれば、さりげないあいづちにすぎない。けれど、しぐさをよく見ると、ただのあいづちではないことがわかる。

口火を切ったアキさんのしぐさで重要なポイントは、形の丸さだけではなく、それを両手でこねること（丸こめること）だった。だから右掌で左手の上を往復するような動きになっていた。

それに対しリーダーの藤田さんは、「丸」ということばから、彼の想像する丸い炭の粉を、おにぎりを握るようにつくってみせた。

横にいたナツさんはおそらくそれに気づいて、片手でこすって見せることで、藤田さんのしぐさには欠けている「こねる」という要素を強調してみせたのである。

たどんを知らない若い藤田さんにとって、丸い炭の粉は、大きさも不確かな塊にすぎない。けれどアキさんやナツさんにとって、たどんはただ丸い炭の粉ではなく、こねて、つくり上げられるもので、それにふさわしい動作を「回想」することは簡単だった。

しぐさは、ことばにあらわれないその人の経験を明らかにしてくれるのである。

「聞く」という表現

会話をする力は、認知症を考えるときの大きな手がかりである。

たとえば、認知症をスクリーニングする検査としてよく使われるものに、N式老年者用精神状態尺度（NMスケール）がある。

これは介護者や身近な人が、日ごろのお年寄りの様子を観察して点数をつけていく尺度なのだが、そのなかに「会話」の項目がある。介護者は、呼びかけに反応するか、話し方がなめらかか、話のつじつまが合わないことがあるかどうか、といったことをもとに点数をつける。

NMスケールは観察にもとづく検査だけれど、診断や検査の多くは、質問に答えてもらう方法をとる。たとえば認知症検査でよく用いられる改訂長谷川式簡易知能評価スケール（HDS－R）では、「お歳は？」「ここはどこ？」といった質問をして、それに答えてもらう。

「お歳は？」という質問に答えるには、ただ自分の年齢がわかるだけでは足りない。質問の意味を理解し、次は自分が答える番だということに気づき、自分の歳を相手にわかるようなことばで声にしなければならない。このように認知症の検査では、単に記憶力だけでなく、直接間接に会話をする力が評価されている。

会話をする意外な能力

しかし一方で、これらはあくまで認知症をスクリーニングする検査であって、会話をする力の尺度ではない。だから必ずしも会話のあらゆる側面をすくい上げているわけではない。

たとえば日常生活では、一対一の会話だけでなく、三人以上の多人数で話すことがしばしばある。またこうした検査では、もっぱら話す能力が評価されやすいけれど、会話を成り立たせているのは、ただ自分のことを一方的に話す力だけではない。

回想法では、七〜八人のメンバーが昔の身近な出来事を思い出しながら話し合う。話し手は一対一のやりとりではなく、メンバーに視線を送りながら、誰がいつどんな話をするかを判断しなければならない。

また一度に何人もがしゃべるわけにいかないので、参加者は多くの時間を聞き手として過ごすことになる。回想法の観察を続けていくと、こうした多人数の場における参加者の意外な会話をする力に驚かされることがある。

カツコさんとトメさんの場合がそうだった。

事前にＨＤＳ－Ｒ検査をしたところ、九九歳のカツコさんはやや低い値が出た。しかしカツコさんは話し好きで、しかもその場にいる人に視線を移動させていきながら、巧みに会話をあやつった。では、カツコさんはただ一人でぺらぺらと話をしていたのかというと、そういうわけではない。

ある日のセッションで、カツコさんが、村にいたキツネの話を始めた。

「蔵のなかにね、キツネがいはったん」

話が佳境に入ってくると、ふん、ふん、とことばの区切れ目にトメさんがあいづちを打つ。

「キツネがいはってね、こぇん、こぇん、ちゅうてね」

こぇん、こぇん、というカツコさんの声は、そこだけ高くかぼそくなる。静かな夜に家のなかにいるときに遠くから聞こえてくるキツネが思い浮かぶ。まるで見事な昔話を聞いているようだった。

撮影したビデオを見ると、このとき、話しているカツコさんの視線はトメさんに吸い寄せられるようになっている。カツコさんは車椅子に座りながら、トメさんのほうに身を乗り出さんばかりにして、両手と膝をちょんちょんと動かしながら、こぇん、こぇん、と臨場感あふれる声を出していた。

視線が向けられたトメさんのほうはどうか。

一度目の「こぇん」ではじっとカツコさんを見て、二度目の「こぇん」ではうんうんと何度も深くうなずいていた。

「聞く」という表現が全身に宿る

トメさんは自ら新しい話題を論理的に話していくほうではない。しかし、その場で観察していると、にこにこと話者のほうに顔を向けて、いかにも相手の話を実によく聞いているなという印象があった。

ビデオで分析してみると、はたしてこれはただの印象ではなかった。話者のことばの区切れ目の正確な位置でうなずきが起こっており、しかも話の節目で、うなずきが大きくなっていた。うなずきのタイミングも大きさも、相手の話にぴたりと寄り添っている。トメさんは、ただ聞くだけでなく、「聞いているということを体で表現する力」に長けている、といってもいいだろう。

トメさんが聞き上手であることは、他の参加者にも伝わっているらしい。

回想法ではリーダーが司会をすることもあって、参加者はリーダーに視線をやりながら話すことが多い。けれど、先ほどのカッコさんをはじめ長い話を物語る人は、不思議とトメさんに視線をやることが多いのである。

「わたしの母はその時分、あーん……」

きつねの声を真似たカッコさんはさらに話を続けようとする。なぜかカッコさんは、「あーん」と言いながらトメさんを見るだけでなく、トメさんを人差し指で指している。

どういうことだろう。

指さしは通常、モノや人を指し示すときに使うと言われている。しかし、ここでカッコさんはトメさんを指し示す必要はない。

実は、わたしたちは日常会話で、カッコさんのように、誰かを指し示す必要もないのに指さすことがある。なかなかうまいことばが思い浮かばないとき、わたしたちはヒントをもらおうとして指さしをしながら「ほらあの……」と言ったり、相手がヒントをくれて「そう！」と叫ぶ。カッコさんの指さしはこうした指さしに似ている。カッコさんは「あーん……」と言いながら、まるで思い出すことを手伝ってもらうかのように、九人いたメンバーのなかからトメさんを選んで指さしをおこなったのである。

「あーん……」に対してトメさんは、カッコさんにヒントを発したわけでも何かおもしろいことを言ったわけでもなく、ただ「うんうん」とうなずいただけだった。

しかしカッコさんが「あーん……嫁さん気立てで針仕事して」と次のことばを思い出すと、トメさんは深くうなずいた。そして、カッコさんはふたたびトメさんを見ながら、調子よく続けはじめた。

会話をする力は、一人の話す力だけでは説明できないのである。

タイミングで会話する

以前は自分でスプーンを持っていたキウチさんだが、最近では食器を持つのも難しくなり、職員さんがつきっきりで食事介助をするようになった。スプーンに小盛にしたミキサー食を、一口ずつ口元に運ぶ。キウチさんが口を突き出すので、そのタイミングですっとスプーンを口に入れる。

わたしも一度介助をさせていただいたのだが、なかなか難しい。

「一口」といっても、人によっても、その日の体調によっても、その量は違う。最初はスプーンにすり切りくらいで口元に運んだのだが、小さくむせられると、ちょっと減らしたほうがいいのかな、と思う。

でも、むせたのは実は量ではなく、「順番」なのかもしれない。

茄子で唇が「きゅっ」

その日のおかずは天ぷらだった。茄子、にんじん、かぼちゃ、ちくわ。天ぷらの味は少しずつ違う。同じものを続けてだと飽きてしまうかもしれないし、逆に同じものをもっと、というときもあるだろう。

とりあえず「はい、次はかぼちゃいきますよ。どうですかー」とキウチさんの口元に近づけた。キウチさんが、声で返事をすることはほとんどない。スプーンを近づけたときに口が突き出されたら、食べてもらえる。逆に口が閉じたままなら、スプーンをさらに近づけても口は開かない。突き出すなら「イエス」、閉じているなら「ノー」というわけだ。

ちくわでちょっとむせる。茄子だと口が突き出る。もう一度茄子、また突き出る。次はにんじん、というときに口が閉じる。

「じゃ、また茄子ですかー?」

口は閉じたまま。〝じゃ〟と言いかけたときに、唇がきゅっと巻き込まれた。

「お茶にしましょうか」

ふたたび唇がゆるむので、湯飲みを近づけると口が突き出る。

あれ、これ、どこかで見た。そうだ、グッドウィン。

「イエス」と「ノー」と「アンド」の会話

チャールズ・グッドウィンは、日常における身体動作分析のパイオニアだ。一九八〇年代から身体と会話との関係についてさまざまな研究を続けてきた。

そのグッドウィンが書いた一九九五年の論文「失語症男性との会話における意味の共同構築」。そこに失語症の男性とその奥さん、そして看護師とのやりとりが載っている。論文のタイトルはちょっと硬いけれど、内容はとてもわかりやすく、そして深い。

失語症の男性ロブは「イエス」と「ノー」と「アンド」ということばしか話すことができない。朝食の時間、看護師が冷蔵庫から朝のメニューを取り出そうとして、こんな会話を始める。

看護師　　　　　　トーストはいかが?
ロブ（0・6秒）　イエス…あー、ノーー
看護師（0・7秒）チーズ?
ロブ（0・2秒）　ノーノー
看護師（1・2秒）バター?
ロブ（0・3秒）　ノー
看護師（2・4秒）[ええと]
ロブ　　　　　　[ノー]
看護師（1・2秒）ゼリーだけ?
ロブ（1・0秒）　ノー
看護師（0・9秒）[レモンソー　…　あ　]
妻（0・9秒）　　[イングリッシュマフィン?]

ロブ（0・3秒）　イエス
妻（0・3秒）　イングリッシュマフィンが欲しいの？
ロブ（0・4秒）　イエース

会話にはちょっとした沈黙が挟まるので、その秒数を（0・2秒）というふうにカッコで示す。二人が同時に声をあげるところは、［ ］に入れて、並べて書く。これは「会話分析」という研究でよく使う記号だ。なぜこれほど細かいことをわざわざ書くかというと、ことばの内容だけではなくて、声のタイミングに、この会話の秘密を解く大事な鍵があるからだ。

なぜ「マフィン」とわかったのか

まず会話の内容を見てみよう。

看護師が「トースト」について尋ねると、ロブは「イエス」と「ノー」の両方を言う。微妙な答え方だ。

看護師はそこから、トーストに塗るものを次々あげていく。チーズ、バター、ゼリー。どれに対してもロブの答えは「ノー」。妻が「イングリッシュマフィン？」と言うと、ようやく「イエス」の返事が返ってくる。

どうやら、ロブはトーストに似た、でもトーストとは違う何か、を欲しがっていたらしい。では、なぜ妻はそのことに気づけたのだろう？　単に長年連れ添っているからだろうか。

グッドウィンは、看護師の発語と同時に発せられる「ノー」に注目する。看護師は「バター」に対してノーを言われたあと、「ええと」と口ごもる。そのとき、ロブが同時に「ノー」と重ねて言う。

ここまでロブは、相手が塗るものをあげたあとに「ノー」を言っていた。けれどここでは、相手が次の候補を言うより早く「ノー」を言っている。ロブは、単に相手のあげるものを否定しているのではない。相手が「塗るもの」をあげ続けること自体に「ノー」を言っている。妻は、このタイミングの変化に気づいたのではないだろうか。

行為ではなく意図に異議を唱えた

こんなふうに、「イエス」と「ノー」だけを、どんなタイミングで言うかによって、相手の出方を変えることができる。語彙が限られていても、それをいつ言うかによって、意味は深みを増す。

わたしが思い出したのは、まさに、このグッドウィンの指摘だった。

キウチさんは、もはや声すらあげない。けれども、キウチさんが口をすぼめるタイミングは、まさしくロブがやったのと同じだった。

キウチさんは、わたしが迷っているときに唇を巻き込んだ。単に、差し出される天ぷら一つひとつに対して口を閉ざしたのではない。次々と差し出される天ぷらの連なり自体に対して口を閉ざしたのだ。そしてわたしは、思わず天ぷらをあきらめてお茶に切り替えた。

キウチさんの口の変化自体は、とても単純だ。でも、それは、ただわたしのやることに反応するだけでなく、的確な「タイミング」で変化することによって、わたしがやろう、と、し、て、い、る、ことに対して、すばやく異議を唱えたのだった。

ずれているからうまくいく

ある日、ビニールの買い物袋を三角折りにしていたときのこと。

「あ、サワダさん、うまく折りますね、へえ」

そう言って差し出したわたしの手に、サワダさんがちょっと震える手で、ぴしりと折ったビニール袋を差し出し返してくれた。それを受け取ろうとして、「あれ、これめずらしいな」と思った。

グループホームで、手から手へ直接ものを渡すことは意外に少ない。こういうときはふつう、テーブルに置いてから、すいと滑らせて差し出す。手がうまく働かなくてうっかり落とすのを防ぐためだ。現にサワダさんの差し出す手は少し震えていて、実はわたしも体調が思わしくなくてちょっと手が震えている。何かが入ったコップや茶碗だったら、危なっかしくてしょうがない。

まあビニール袋だからいいかと、なんとか受け取ってから、不思議な気持ちになった。差し出すほうも受け取るほうも、どちらも宙で手が震えているのに、折りたたまれたビニール袋は落っこちることもなく、無事手渡された。なぜこんなに不確実なことがうまくいくのだろう。

不思議に思った理由はもう一つある。このころちょうど学生と、「人がものの受け渡しをする場面」を細かく調べる仕事をしていたからだ。

おつりの受け渡しを見てみる

人が手から手へものを渡すのは、コミュニケーションのなかでもひときわ繊細な共同作業だ。誰かに手渡すには、お互いがいくつかの緊密な調整をおこなわなくてはならない。

まず、手をお互いに出すこと。それから、お互いの手と手が重なるポイントを決めること。渡す側が適切なタイミングで、つかんでいたものを離すこと。受け取る側が適切なタイミングで、渡されたものをつかんだり掌に載せること。

「お互いの手と手が重なるポイントを決める」と書いたけれど、それは何もことばで「ここに手を出して」と場所を指定するわけではないし、どちらかが一方的に場所を決めるわけでもない。なぜこんな複雑なやりとりが、ごく当たり前のようにおこなわれるのだろう？

その過程を調べるために、わたしたちは売店のレジにカメラを据えて、おつりの受け渡しの様子を調べることにした。

撮影した映像を分析すると、おつりの受け渡しで店員と客がやっていることは、想像以上に繊細な出来事だった。店員が右手でレジからおつりをさらいながら左手でレシートをちぎっているあいだ、客のほとんどはまるで何か別のことに気でもとられているように、財布の中身を確かめたり斜めを向いたりしている。しかし客はこのとき、店員がおこなっているレジの操作を見るともなく見ており、店員がレシートとお金を持って客のほうを向き出した途端、待ってましたとばかりに手を差し出す。店員のほうもその差し出された手に向かって、まず左手に持ったレシートをすばやく乗せ、そのレシートを皿代わりにして上におつりを乗せる。

客の行動には個人差があって、人によっては親指・人差し指・中指の三本を開きながら、差し出されたレシートをつかみにいく。この場合、店員はレシートを途中でゆるやかに止めて、つかみにくる指を待つとともに、右手で差し出した硬貨を狭い掌にちゃらんと置く。

もちろん、客はいちいち「わたしはレシートはつかみたいし、硬貨は握りたいです」などと宣言するわけではない。一瞬の判断で、店員は差し出しかけたレシートをスローダウンし、客はかすかに差し出した手をスピードアップし、そのレシートを受け取る。その受け取りにきた掌の隙間におつりがこぼれないように置かれる。実に鮮やかな手つきだ。

お互いにサインを出し合っている

二人のやっていることは、シンプルな規則によって成り立っている。

まず相手が手を出すタイミングをさりげなく観察しておく。どちらかが手を出したら、もう片方も手を出す。相手がスローダウンしたら合流点は近い。自分がごく近くにいれば同じようにスローダウンするし、まだそこにたどり着いてなければスピードアップする。相手がつかんだら少し引っ張られる感じがするから、そこですばやく離す。

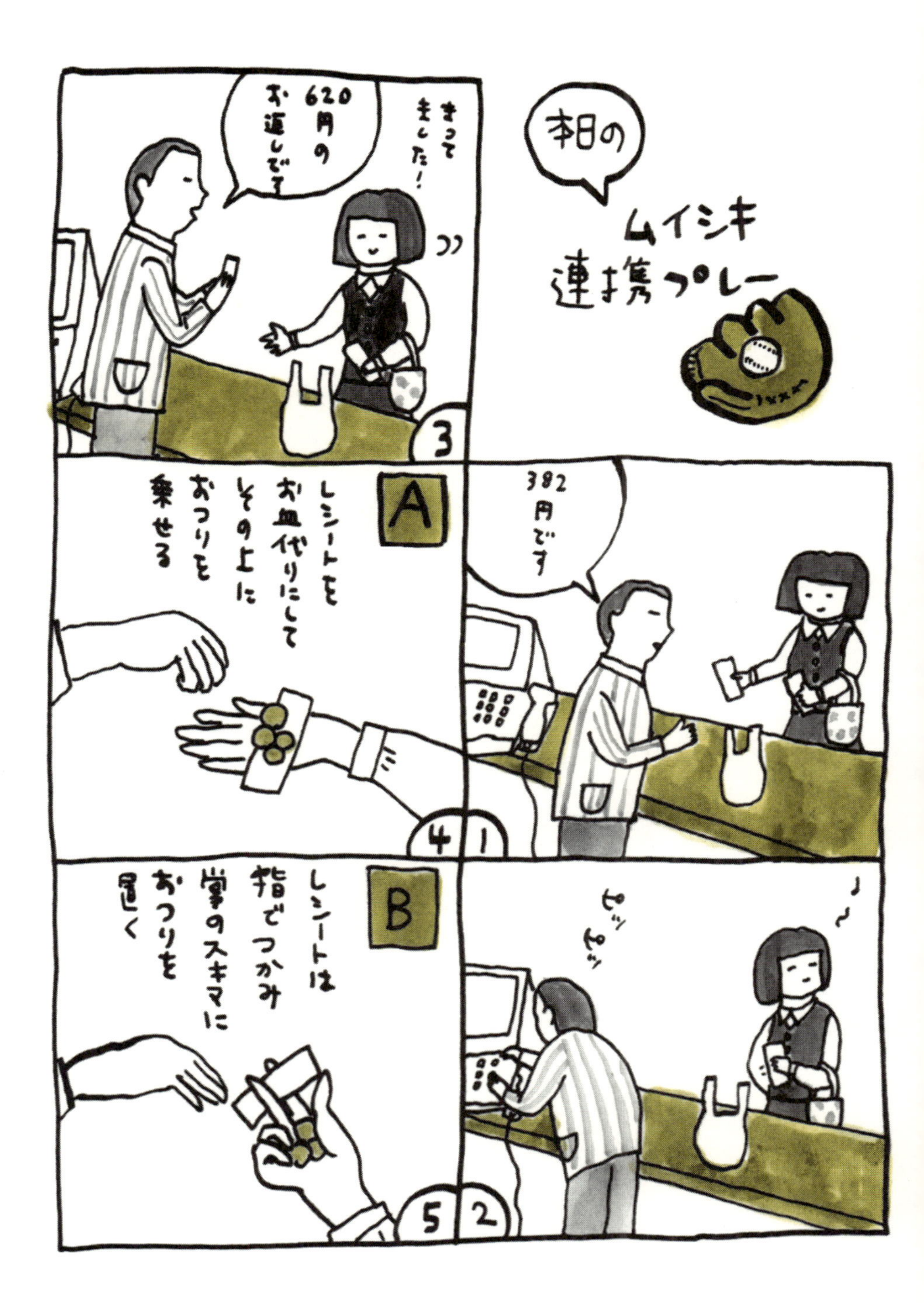
本日の
ムイシキ連携プレー
1
382円です
2
ピッ
ピッ
3
620円のお返しです
まってました!
4
A
レシートをお皿代りにしてその上におつりを乗せる
5
B
レシートは指でつかみ掌のスキマにおつりを置く

おもしろいのは、一つひとつのステップで、お互いの行動が「ずれている」ことだ。わたしたちはものをやりとりするときに、「同時に」手を出し、渡すことと受け取ることとを「同時に」おこなっているように見えるけれど、実際にはその微細なやりとりのなかには、細かい時間のずれが埋め込まれている。

相手が何をしているかを見てから、こちらの動きを決める。だから映像をコマ単位で見ると、二人の動きは非対称に見える。しかし、この非対称性があるからこそ、ものはスムーズに受け取れるのだ。

サワダさんに手渡してもらうときもビデオを撮っておけばよかった、とあとで後悔したけれど、おおよそのことは覚えている。サワダさんとわたしは、受け渡しを何の滞りもずれもなくおこなったわけではなかった。

わたしがビニール袋をつかんだとき、サワダさんの手は即座には引っ込まなかった。ぐいと引っ張るべきだろうか。そのときわたしは、思わず「はいどうも」と言った。すると、ふっとサワダさんの手が離れていく感じがした。

もちろん、「はいどうも」はごく軽いお礼のつもりで言った気がしていたのだが、あとでよく考えてみると、あれは、「自分がたしかにビニール袋をつかんだよ」という合図になっていた。ちょっとぎこちない間ができたけれど、でも結果的にはうまくいった。

そうか、声で合図するという手もあったな。自分でやっておきながら、それがどんなふうに機能するかちっとも意識しないでいた。

三角の仕立て職人

イクタさんは、わたしの通っている高齢者向けグループホームに最近来られた。他の利用者の方とは、ちょっと様子が違っている。

レクリエーションの時間にみんなで体操をするとき、他の人のように体を動かさずに、じいっと正面を向いている。表情もほとんど変化しない。職員さんが「イクタさんも、はい」と促しても、やっぱり両手を膝の上に置いたままだ。

体が思うようにならないのか、というとそうでもない。体操の最中に、職員さんの一人がイクタさんのうしろを通って引き戸を開け閉めした。すると、イクタさんがふと振り返って立ち上がる。ほんのわずかな引き戸のずれがあるのを、ぴしりと直す。几帳面な性格なのかもしれない。

そういえばイクタさんは、体を動かさないときも背筋はぴんと伸びている。いつも暗めの色の服を着ていて目立たないけれど、よく見るとしっかりした生地で、布地のラインがくっきりしている。

ただならぬ動きの秘密

ある日の夕方、ホームの洗濯物を盛大に片づけたあとに、くしゃくしゃになった大量のビニール袋が出た。一〇〇袋以上はあるだろうか。次回の洗濯用にこれを全部畳んでしまおうということになった。ふだんからものぐさなわたしは、この種の作業がもっとも苦手である。苦手ではあるが、ここはお手伝いせねばなるまい。

ビニール袋は、いわゆる「三角折り」にする。まず縦に半分に折り、さらに縦に半分に折って、縦長の細長いビニールにする。これを端から直角三角形をつくるように折り畳んでいき、最後にちょっと余ったビニールを三角形に折り入れて、できあがり。

いつもコンビニ袋でやっているからめずらしい作業ではないが、三〜四枚もやると飽きてしまう。ああ、面倒だ。

ふと食卓の対面にいるイクタさんを見ると、途中で手が止まっている。手元にある途中まで折られたものを見ると、「奴(やっこ)さん」に似た、ちょっとヘンな形になっている。三角を折っているうちに、別の折り方へと迷い込んでしまったらしい。

以前、別のホームで折り紙をやったときのことを思い出した。あのときは、対面で折るよりも、横に並んで一緒に折るほうがうまくいったんだっけ（一二五頁参照）。幸いイクタさんの隣が空いている。さっそく席を移って声をかけた。

「こっちのビニール袋でやってみましょうか」

別の袋をイクタさんに渡し、こちらも一枚手に取って、最初からゆっくり折って見せる。イクタさんもゆっくりついてくる。

その、最初に縦長に折るところで、はっとさせられた。イクタさんの動きが、ただならぬのである。

ソコツなわたしがちゃっちゃと折ってしまうところを、イクタさんは、くたくたになったビニール袋の端を両手でぴんと伸ばし、縁と縁とを慎重に合わせ、わずかにたまった袋の空気をていねいに追い出して、ぴたりと直角に決める。文字どおり一ミリの狂いもない。

さらにもう半分に折るときも、折りによってあらわれるわずかな縁のずれを指で微妙に戻しながら、これまたぴたりと合わせていく。ただ二回折っただけなのに、わたしの手元の袋はあちこち膨らんで、縁もぐにゃぐにゃなのに対して、イクタさんのはまるで売り物の薄い反物のようで、一分の隙もない。

「イクタさん、もしかして服をつくる仕事されてました?」

当て推量で聞くと、職員さんが代わりに答えてくれた。

「以前はね、縫製をやってはったんですよ」

まるで手裏剣のように

イクタさんは黙って三角を折っていく。一つ折るたびにていねいに空気を追い出し、平たくしていく。三角形の鋭い角は、ぴんと尖って、机に刺さりそうなほどだ。

見惚れていると、最後に少し余った端を三角形に折り込む、という段になって、イクタさんの手がちょっと止まった。さっき対面から見ていて迷っていたのは、この部分だった。

「イクタさん、この余ったのを、こうやって三角のところに突っ込んでください」

わたしは最後に余った部分をぎゅっぎゅっと三角に押し込んでから、できあがった三角折りをかざして見せた。するとイクタさんはうなずきもせず、余った部分を押し込むかわりに、その角を丁寧に折りはじめた。ああイクタさん、もう少しで終わるところでまた「奴さん」に迷い込んでしまった。

そう思いながらしばらく様子を見ていたら、それはただの迷いではなかった。

イクタさんは余った部分を何度か折り直すと、正確に三角形に仕上げてから、あらかじめつくってあった三角の部分に、すいと差し込んだのである。角を折っていたのは「奴さん」をつくるためではなく、折りぐせをつくるためだったのだ。できあがった三角折りは、そのまま手裏剣にしたら飛んでいきそうな、見事な直角二等辺三角形だった。

ここに至ってわたしは初めて、自分が愚かだったことに気がついた。イクタさんに教えるなんて、とんでもなかった。

五分間のマジックアワー

すっかり心を入れ替え、次のビニール袋はイクタさんの手つきを見習って、ゆっくり、縁を決めて、角を出し、正確な三角を折ることにした。イクタさんの速さで折ってみると、不思議と気持ちがすがすがしくなる。くしゃくしゃのビニール袋があたかも高級な反物であるかのように感じられてきて、職人としての気持ちがみなぎってくる……。

残念ながらマジックアワーは、五分ともたなかった。

なにしろビニール袋は山のようにある。イクタさんには悪いけど、あまりゆっくりもやっていられない。わたしの手はじきに速まり、縁はあちこちずれ、三角は膨らみ出した。生来のソコツさはそう簡単には治らなかったのである。

イクタさんはあいかわらず、仕立て職人のごとく、袋の端と端とをぴたりと合わせていく。作品ができあがるのを横目で見ながら、こちらはちゃっちゃと折っていく。ちょっと膨らみのある三角を、前につくったものの横に置いてみると、自分でも感心するくらい角がピンとしている。わたしの三角もソコツなりに、最初に折っていたころに比べれば格段にていねいな仕上がりにはなっていたのである。

どれだけ折り続けただろう。ふと目をあげると、机の上に積まれた袋がなくなっている。

「あ、もうない!」

思わず声をあげると、手を止めたイクタさんがこちらを見て、ふ、と笑った。

不思議な拍手

「もう、こうやっててもほんとに娘だとわかっているんだか」と、カワカベさんの娘さんはおっしゃる。少し微笑みながら淡々と言われるので、それはひとときの嘆きではなくて、ずいぶん長いことそうなのだなとわかる。

カワカベさんはグループホームの最古参だ。

アルツハイマー型認知症という診断だったが、入所当時は生年月日もはっきり答えていたし、こちらがホソマですと名乗ると、ああホソマさんですかと答えが返ってきた（一分後には忘れられたけれど）。

それから六年が経ち、最近では不思議そうにこちらを見るものの、答えは返ってこない。ふだんも声が出ることは少なく、じっとどこかを見入るようにしていることが多い。月に何度か来られる娘さんとリビングで話しておられるときも、やはり、あまり声が出ているとは言いがたい。

娘さんが何か言うと不思議そうに目を向け、名前を呼ばれると驚いたように目を開く。それでも娘さんはカワカベさんに、お茶はおいしい？　薬はちゃんと飲むのよ、とことばをやりとりしているかのように声をかける。

なぜ娘さんとパン屋さんにだけ……

昼食の時間が近づいてきた。娘さんは立ち上がると、じゃあね、また来るわよ、とカワカベさんの注意を引くように手を顔の前でひらひらと振る。カワカベさんはふっと娘さんを見上げるが、不思議そうな表情はそのままで、声は出ない。

それもおそらくはいつものことで、娘さんは頓着しないで、失礼します、よろしくお願いします、と職員さんににこやかに声をかけて、リビングの扉を開け、引き戸の向こうに消えて行った。

そのときだ。カワカベさんが急に目をかっと開いて、「ああ、ああ！」と声をあげて、拍手をしたのは。

泣いたり笑ったりという表情ではない。それはまるで、名演を済ませた俳優を送り出すような、興奮にかられたような顔だった。

この不思議な拍手に、わたしは胸をつかれてしまった。娘さんはああ言っていたけれど、やはりカワカベさんは心の底では、娘さんがわかっていたんじゃないか。

それからしばらくして、別の観察日、リビングにいるカワカベさんは、先日の興奮などなかったかのように、あいかわらずどこかをじっと見入るような表情で固まっていた。週に一度来るパン屋さんが、パンを車で卸しにやってきて、職員さんがはいはいとリビングで応対を始めた。

すいませんね、すいませんね、と繰り返すパン屋さんの振る舞いには、いかにも業者さん然とした、よそ者としての愛想と気づかいと気ぜわしさとが混じっていて、食事と入浴の合間に漂っている、リビングのおだやかな雰囲気にさっと外の空気が入ってくるようだった。そうしたやりとりをどこまで理解しているのか、カワカベさんはパン屋さんを不思議そうに見つめていた。

すいません、どうも失礼しました、とパン屋さんが挨拶してリビングの扉を開け、引き戸の向こうに消えたちょうどそのとき、「ああ!」と声がした。振り返ると、カワカベさんがかっと目を見開いて、リビングの扉に向かって拍手をしていた。それはこの前、娘さんを見送ったときの表情とそっくりだった。

わたしは自分の思い込みに冷や水を浴びせられたような気がした。実はカワカベさんの拍手は、単にリビングから玄関へと退場する人に向かって誰彼かまわずおこなわれていただけではなかったか。

だとしたら、誰かが退場するたびに、カワカベさんは拍手をしているに違いない。そこで、職員さんや他の入居者の家族の方が外に出るたびに、カワカベさんがどう振る舞うか注意してみた。しかしわたしの見たかぎり、カワカベさんが拍手したのは娘さんとパン屋さんだけだった。カワカベさんは、必ずしも退場者すべてに対して自動的に拍手をするわけではないのだ。

その「高まり」をどうとらえるか

わたしはふと、ジェローム・シンガーとスタンレー・シャクターが一九六〇年代におこなった心理学の古典的な実験を思い出した。彼らは、情動が高まることとその情動をどうとらえるかとは別々の過程であるという「情動の二要因理論」を唱えて、こんな実験をした。

まず参加者に、エピネフリンという興奮性の薬物を少量投与する。参加者は、心拍数や呼吸数が上がり、ちょっとした震えや不安を感じるようになる。ここで参加者の片方には、身体の変化は薬物によるものだと知らせ、もう片方には知らせないでおく。

次に、事情を知らされなかった参加者をさらに二手に分け、片方に対してはサクラが楽しそうな状況をつくり、もう片方にはサクラが実験者をなじったり質問紙を丸めたりする。すると薬物の作用を知らずに楽しい状況にいる参加者は、自分の身体に起こった変化を、楽しいからだと誤ってとらえたのである。

ある原因で情動が高まっているとき、たまたまそこにその情動を説明しやすい別の現象が起こっていると、人はその別の現象のほうで自分の情動をとらえることがある。この「高まりの誤帰属」は、その後さまざまな実験で確かめられている。

カワカベさんは、娘さんと会話をした後と、たまに訪れるパン屋さんの振る舞いを見た後に、拍手をした。この二つの体験に共通するものは何だろう？　それはカワカベさんにもたらされる、情動の高揚ではないだろうか。

娘さんとの会話も、たまに訪れるパン屋さんが職員さんとやりとりするせわしない会話も、カワカベさんの日常とは少し違ったハレの雰囲気をもたらす。それがカワカベさんの情動を高めて、拍手のきっかけとなるのではないか。

もちろん、たとえ情動が高まっていたのだとしても、この拍手は常識からすると場違いで唐突ではある。情動が高まった場合に人がおこなうことにはいろいろあり、拍手はその一つにすぎない。通常わたしたちが拍手をするのは、相手が見事なパフォーマンスを披露したときであって、誰かと会話したり、ときどき訪れる来客と盛り上がったりしたからといって、別れ際に拍手することはまずない。

しかし、もし、情動が高められた原因をもはやカワカベさんが忘れていたとしたらどうだろう。体にはまだ、さきほどまでの高揚が残っている。そして目の前では、ドアを開けて立ち去ろうとしている人がいる。〝高揚〟と〝立ち去る人〟とを結びつけて、それを「パフォーマンス後の退場」としてとらえたなら、拍手をするのはおかしいことではない。

カワカベさんは「わかっている」

ここまでの推測を前提に、もう少し考えを先に進めてみよう。

高揚の原因が忘れられたあとに拍手が起こっているのだとしたら、拍手は「高まりの誤帰属」の一種ということになる。しかし単なる誤帰属だとしたら、高まりのあとに起こる評価はポジティブにもネガティブにもなり得るはずだ。

シンガーとシャクターの実験では、サクラはいかにも楽しそうな振る舞いかひどい振る舞いをしたため、前者の場合では参加者は自身の高まりをポジティブにとらえ、後者の場合ではネガティブにとらえた。しかし誰かが立ち去るという出来事は、ポジティブにもネガティブにも解釈できる。人によっては、それを悲しくつらい別れと受け止めて、行かないでと泣き出す可能性もあるだろう。にもかかわらず、カワカベさんはそれを「見事なものを見せてくれた人の退場」としてとらえて、拍手を送るのだ。

自分の高まった情動の原因は何かがわからなくなったときに、すぐにそれを相手への賞賛や感謝に結びつけるというのは、誰にでもできることではない。わたしはカワカベさんの拍手に、彼女のほがらかな人柄、ユーモアや機知を感じてしまう。

そういえば、わたしもホームにときおり出入りするよそ者なのだが、なぜかカワカベさんの拍手をいただいたことはない。もちろんパン屋さんのようなはっきりとした非日常の雰囲気はまとっていないし、娘さんほど親密に声をかけることはできない。でも、食事のときには隣に座って箸の上げ下ろしを真似し合ったりするし、ソファでちょっとした会話もするし、けっこううまくおつきあいできているなと思うときはある。拍手をもらえないのは、ちょっとだけ残念だ。

カワカベさんの気持ちはわからないけれど、少なくとも娘さんと他人であるわたしとの差は、拍手の有無にはっきりあらわれている。おそらく娘さんの声やたたずまいは、わたしとの会話とはまったく異なる高揚をカワカベさんにもたらしているのだろう。

その意味で、カワカベさんは、やはり娘さんのことを「わかっている」のではないだろうか。

ことばにされないルール

高齢者用グループホームでは、レクリエーションの内容にも一工夫がいる。いつも同じメニューでは飽きてしまうし、体をある程度動かすのが目的だから、少しは運動してもらう内容のほうがよい。一方で、車椅子の人もいればゆっくり歩ける人もいるのだから、それぞれのメンバーがそれぞれのやり方で参加できる方式がよい。

それはたしかにバレーボール

今日のレクリエーションはバレーボールでーす、と職員の河田さんから声がかかった。

といっても、河田さんが手に持っているのは、固いゴム製のバレーボールではなく、浜辺で遊ぶようなビニール製のボール。利用者さんはテーブルを囲んで座って、ビニール製のボールを「投げ合う」のだという。それなら「キャッチボール」と言えばいいところだが、なぜ「バレーボール」

なのだろう。それは始まってみればわかる。

まず、参加するみなさんには両手をテーブルに出してもらう。最初に河田さんがお手本を見せる。テーブルを這うようにやって来たボールを、いったん受け止めるのではなく、ちょうどトスをするようにはね返す。

河田さんが、「はい！　はい！」と声をかけながらはね返すと、じきにどの人も、なんとなくそれを真似るようになる。

なるほど、これは投げるというよりはトスだ。そしてこのトスの感じがキャッチボールではなくバレーボールで、トスのリレーが続く感じがこのゲームの楽しみ方なのだな。

「誰でもいい」が難しい

こんなふうにわたしたちは、何かゲームを始めると、「なんとなく」そのゲームの目的やルールを理解するようになる。しかし、暗黙のうちに「なんとなく」共有されているかに見えるそのルールが、うまく働かないときもある。

カワグチさんが、ボールをいったん受け止めてしまうのだ。ぽんぽんと調子よくはね返されていたボールが、カワグチさんのところへ行くと、ひょいと受け止められて、止まってしまう。

せっかちなマエバシさんなどは、「早く早く。こうやって！」とさかんにはね返す所作を繰り返してせかすのだが、カワグチさんはへへぇと笑いながら、両手でボールをおさえてメンバーを見回している。

カワグチさんは、別段いじわるをしたりこのゲームに異議を唱えたりしているわけではない。それが証拠に、よく見るとカワグチさんの視線は、次々とはね返されるボールのゆくえを追わずになんとなく正面を見ている。自分のところに来ると、びっくりしたように手元に注意して、ボールを受け止める。他のメンバーが手を差し出すとそちらに目線を移し、次に手元のボールに目をやって、隣にいる河田さんに「これどうすんの?」と尋ねる。

どうやらカワグチさんには、速く動くボールに注意を向け続けるのが難しいらしい。そして、他の誰にでもいいからボールをはじき出せばいいのだが、この「誰にでもいいから」というのがまた難しいらしい。

ゲームにはルールがある。けれどルールのすべてが本に書いてあったり、ことばであらわせるわけではない。それに、はっきりルールとはいえないけど、「それはないだろう」という行為もある。たとえばサッカーでは、ゴールキーパー以外は手を使ってはいけない。けれど膝を使うことは認められている。だからといって、試合中にずっと膝でボールをリフティングしながらフィールドを走り回る選手はいないし、そんな人がいたら、サッカーをなめてるのかと観客や他の選手の怒りを買うのが関の山だろう。相手選手が猛然とボールに襲いかかってくる試合中に悠長にリフティングを続けていたら、あっという間にボールを奪われてしまう。

けれど「リフティングしながら走り回ること」はルール上は禁じられていないし、反則ではない。それどころかサッカーの練習には、リフティングし続けるメニューもあるし、サッカー選手がリフティングの回数を競うときもある。

こんなふうに、ゲームのなかでどの行為が許されるかは、そのメンバーがどんなゲームに参加しているのか、それはどんな場所でか、どんな相手とゲームをしているのかによって決まる。わたしたちはいつも、場所も相手も与えられたうえでゲームをしているので、ルールブックには書かれていないことが、その場所や相手によってどれだけ強く決められているかを忘れているのだ。

いま起こっていることに注意を向け、その出来事が次にはどうなればよいかを、相手との位置関係で考える。そしてその目標を目指して自分の次の行動を判断する。なんでもないことのようだが、認知症の進行した人にとってはそれが思わぬ形で難しくなる。

新しいルールでゲーム再開！

認知症は、わたしたちが暗黙のうちに「なんとなく」取り決めているルールをあやうくする。逆にいえば、わたしたちは認知症とつきあうことによって、わたしたちの日常が、いかにことばにはあらわれないことによって、つまり、その場やそこにいる人によって決まっているかを知ることになる。

では、その暗黙の決まりごとが崩れたなら、どうすればよいだろう——。

隣にいた河田さんが「はい、カワグチさん」と声をかけて両手を差し出した。するとカワグチさんは思わず差し出された河田さんの手にボールを譲る。

「誰にでもいいから」というのはカワグチさんには難しい。でも誰かに乞われれば、ぽんと渡してくれる。

河田さんが代わりにボールを他のメンバーにぽーんと弾いて、またゲームが再開される。

カワグチさんは、ボールが来るたびにへへぇと笑ってあたりを見回す。ここはどうにも解決のしようがない。

でも河田さんが「はい」と手を差し出すと、カワグチさんは素直にボールを河田さんに渡す。河田さんがぽーんと弾く。

へへぇ、はい、ぽーん。

繰り返すうちに、なんだかカワグチさんと河田さんのやりとりがゲームの儀式のように見えてくる。マエバシさんも、もうせかすこともない。

これはこれでバレーボールだ。そして、なかなかいいリズムだ。

3 カンファレンスという劇場

日誌が閉じられるとき

介護施設の観察を始めたとき、関心はもっぱら介護する人とされる人との関係のことで、職員さん同士の会話やカンファレンスは参考程度にするつもりだった。ところが、滋賀県下のあるグループホームで月例カンファレンスを見学させていただいたら、その様子があまりにおもしろいので、その後、毎回拝見するようになった。

グループホームには入居者それぞれの日誌があって、バイタルサインやエピソードが記されている。カンファレンスの際には、分厚いバインダーで閉じられたその日誌がかごに入れられて、テーブルにどんと置かれる。

ちなみにこのテーブルは、グループホームの食卓でもある。いつもは入居者のみなさんが座られる席に職員さんがいると、介護する人とされる人が同じ場所で重なるようでおもしろい。

見えない新聞のやりとり

カンファレンスでは、一人ひとりの入居者について、担当の職員が一か月の報告をする。鉛筆の先で日誌の内容を確かめていきながら、気になる部分を拾い読みしていく。他の職員も鉛筆を構えて、気になるポイントをノートに書き留める。とくに問題がなければ「いつもと変わりなく過ごされています」と、ひとまずしめくくりのことばが述べられる。ここまでは型どおりといってよい。

おもしろいのはその次だ。

たとえば、「今日も……」と職員の平井さんが、〝今日の出来事〟を語り出す。「今日」のことなのだから日誌にはまだ書かれていない。このとき、それまで日誌の紙面に律儀に向かっていた右手の鉛筆が、急に宙に浮く。

「ヨダさんが『あたしはいいから、マエバシさんに見てもらって』と新聞を渡さはって」

ヨダさんがマエバシさんに新聞を譲るという微笑ましい小さなエピソードを平井さんは披露しはじめるのだが、鉛筆は右手から左手に持ち替えられ、あたかも譲られるその新聞であるかのようにひょいと差し出される。

鉛筆が差し出された先は、いつも食事のときにマエバシさんが座っている場所だ。

「え？　いつもはマエバシさんがヨダさんに譲らはんねんで」

隣の河田さんが、左手をマエバシさんの場所にぐいと突き出してから、あたかも新聞を奪うように自分の側に引き寄せて反論する。引き寄せられた河田さんの場所は、ヨダさんの指定席だ。

「そうそう、マエバシさんがあとや」

対面にいた神谷さんの腕も、マエバシさんの席からヨダさんの席のあいだへと腕を投げる。

「あ、けどよ、ほんまにな、今日ヨダさんが、マエバシさんに先見てもらうって言わはってん」

平井さんの腕は、河田さんの引き寄せた新聞を、またマエバシさんの場所に戻す。

見ていておかしくてしょうがない。まるで職員どうしが入居者になってしまったかのように、見えない新聞を差し出したり引き寄せたりしている。さっきまで、作法どおり日誌をめくりノートに貼り付いていた手が、日誌に書かれていない出来事を語りはじめた途端に、あちこちで生き生きと動き出す。

「もわーっと立って」「あー」

日誌を読み終えたあとに、突然、体が動き出す。これは一度きりの出来事ではなく、一時間のカンファレンスのなかで何度も繰り返される。

たとえばヤマトさんに関する日誌報告が終わって、全員がノートに向かっている。ふと施設長さんが「どうですか、立ち上がるとか大丈夫ですか？」と水を向ける。するとと報告し終わったばかりの河田さんが、「あのね」と鉛筆を置き、日誌をすばやく押しやってから、テーブルの端に手をつく。

「もわーーーっと立ってはるときがある」

擬音語や擬態語が出るときには、おもしろい身体動作が同時に起こることが多い。語尾が「も

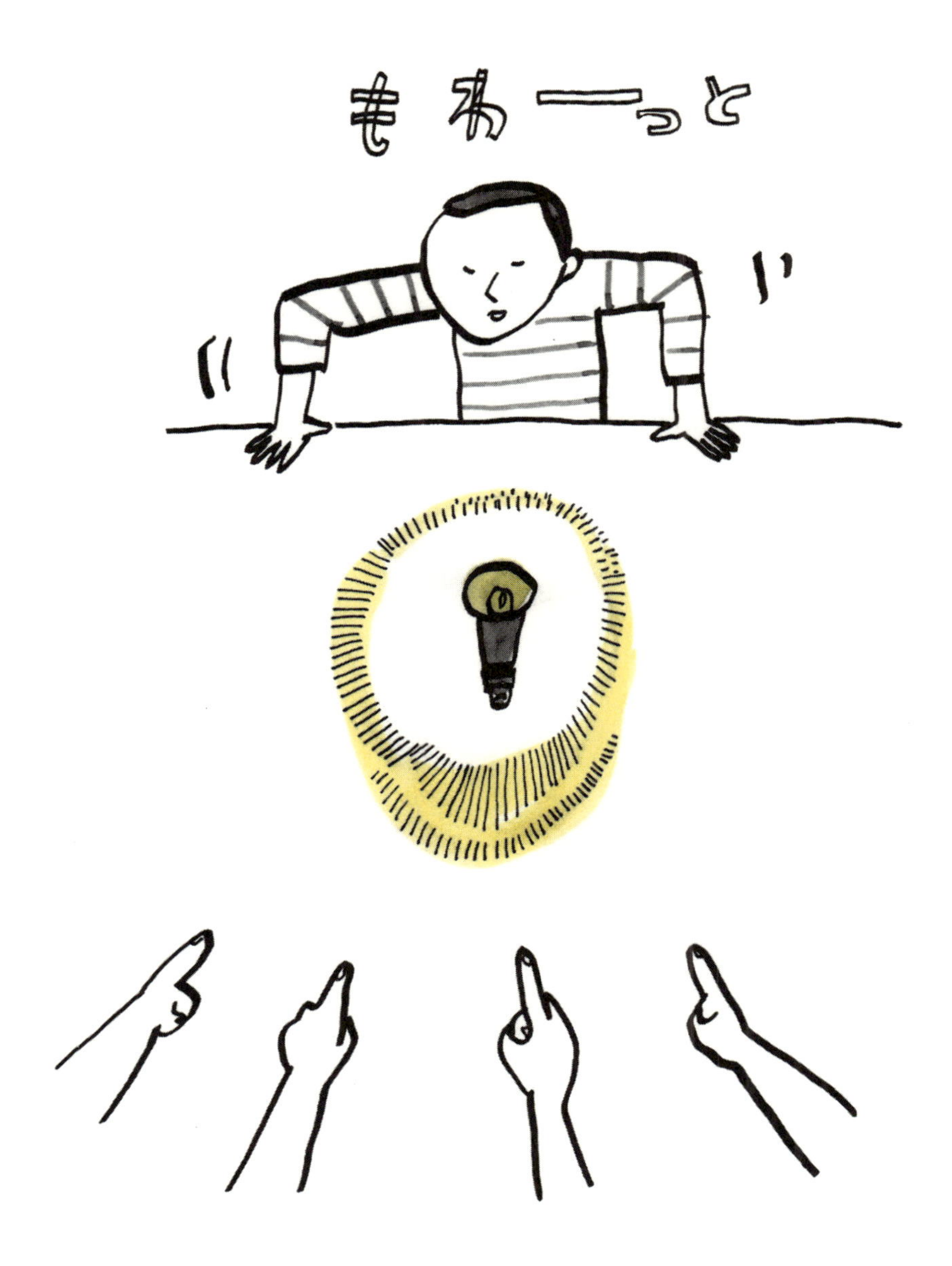
もわーっと

わーーーっ」と延ばされるのに合わせて、河田さんはテーブルに両手をつき、自分の体重をそこにゆっくりとかけていく。声と所作のスピードが一致して、そのスピードを見るだけで、ヤマトさんがいかに慎重に自分の体重を両手の先に預けていくかが、あたかも眼前で起こっているようにわかる。まさしくヤマトさんだなとわかるほどにうまく真似られている。

おもしろいことに、こうした動作が起こる直前には、ページにかけられていた手は離れ、日誌はときに閉じられて押しやられ、明らかに用済みになる。両手が自由になり、入居者の所作をなぞり出す。

誰かが特徴的な所作をすると、他の職員が一斉に「あーー」と思い当たった声を発する。何人かが体を動かし出し、似たエピソードを語り出す。たとえ担当でなくとも、各職員は入居者のさまざまな生活場面にしょっちゅう居合わせている。わたしのようにときどき顔を見せる人間よりずっと、よき観察者なのだ。

なぜしぐさが出るのか

先日、医療系のカンファレンスを観察している研究者と話していたら、「へえ、うちではそういうしぐさは出ないですね」と驚かれた。カンファレンスは淡々と進み、参加者どうしが体を大きく動かして話し合うことはないのだという。

病院の会議室でおこなわれるものと、入居者の使う食卓でおこなわれるものとでは、ずいぶん様子が違うのかもしれない。食卓には入居者の生活の空気の名残りがあって、誰かが入居者のちょっる。

としたしぐさをなぞるだけで、いつもの食事やレクリエーションの風景がありありと立ちあらわれ

しぐさの頻発には、もう一つ大きな原因が関係しているかもしれない。

医療のカンファレンスの場合、適切な「診断」が一つのゴールになるのに対し、介護のカンファレンスでは、適切な「介護行動」を交換することが重要になる。たとえ診断が下され、しかるべき投薬とアドバイスがなされていても、そこから先には多様な個人差が広がっている。

その人はどんなふうに立ち上がるか。

誰にどんな態度で接しているか。

どうすれば浴槽に足を入れてもらえるか。

テーブルから立ち上がってもらうときに、いつどんなふうに手を添えればいいか。

どう腰を入れればよいか。

所作の可能性は無限といえるほどで、同じ人でさえ、時と場合によって異なる。実際におこなわれる動作、おこなうべき動作を示し合うには、日誌や診断のことばだけでは間に合わない。けれど、誰かの体が鮮やかに動いた途端、「あー」と納得の声があがる。

体は言いたいことを一気に言い当てる。いや、〝やり当てる〟と言ったほうがいいだろうか。

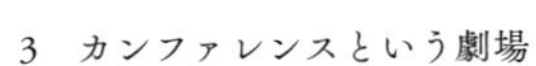

ジェスチャーは終わらない

介護をしていると、尿とりパッドの尿の量で季節を感じる。そんな方はけっこうおられるのではないだろうか。

夏は汗をかくからそれほどでもないけれど、冬はどうしても量が多くなる。とくに夜は、パッド一枚では間に合わないときもある。パッドを二枚重ねるようになると、冬が来たなと思う。

グループホームのカンファレンスで、職員の白瀬さんが「他の方、どうしたはんのかなぁ」と切り出した。

「二枚重ねたとき」

白瀬さんは左右の手のひらを合わせて水平に差し出す。

「あの、一枚目の、穴あけてはります？」

左手を水平にしたまま、今度は右手の人差し指で左掌の中央を指さす。

実をいえば、わたしは最初、いったい何のことを言っているのかさっぱりわからなかった。尿漏れを防ぐパッドに穴をあけるとは、これいかに？

しかし読者のみなさんはおわかりだろう。パッドというのは、そもそも一枚で漏れないように吸水性シートと防水性シートの二層構造になっている。だから、ただぴったり二枚重ねただけでは、一枚目だけがぐんぐん吸水してしまい、あふれた分はそのまま横から漏れてしまう。ではどうすればよいか。白瀬さんが言っているのは、一枚目の中央に穴をあけておいて、そこから少しずつ二枚目に染み出させていこう、という作戦なのである。

「どうしてたかな？」

「あけてない」

「あけて……ない」

他のスタッフはもちろん白瀬さんの言うことがすぐにわかって、口々に答えている。

わたしはといえば、ことばの意味はさっぱりわからなかったけれど、あ、おもしろいことが始まったと直感した。他のスタッフが答えているそのあいだも、白瀬さんは右手の人差し指を左掌に当てたままじっとしている。「延長ジェスチャー」だ（実はわたしは、こういうジェスチャー研究もしている）。

延長ジェスチャーとは

延長ジェスチャーは、わたしたちの日常会話でもしばしば見られる動作の一つだ。

従来、ジェスチャー研究者は、ことばとしぐさがぴったり合っている現象に注目してきたこともあって、ジェスチャーが話し手のどんなことばとともに始まるかには注意を払ってきたけれど、そのジェスチャーがいつ終わるかにはあまり注目してこなかった。

実際、単純なジェスチャーは、ことばが終わるとともにすぐ終わる。たとえば「電話をかけた」と言いながら耳に手を当てて携帯電話をかけるしぐさをしてから、言い終えると同時にジェスチャーも終える。話し手のことばとしぐさはぴったり合っている。何の問題もない。

しかし、そうではない場合もある。

たとえば「電話した?」と相手に問いながら、耳に手を当てて携帯電話をかけるジェスチャーをする。しかしジェスチャーはすぐには引っ込まない。相手が「いや、してない」と答えるあいだも、質問した当人は見えない携帯電話を耳に当て続け、「ふーん」と不満そうに言いながらようやく引っ込める。

こんなふうに、自分のことばが終わったあとも、相手のことばが返ってくるまで続くジェスチャーが延長ジェスチャーなのである。

なんだ、ただジェスチャーが間延びしてるだけじゃないか、と思われる方もおられるかもしれない。いや、本当にそれだけのことかどうか、もう少し白瀬さんの動作を見てみよう。

こうずらさんと、こうずらして

「あけてない」「あけてない」という答えに続けて、ベテランの神谷さんが違う方法を言いはじめた。

「ちょっとずらしてんねん、あたし」

すぐに別のスタッフも「あたしずらしてるかな」と応じる。すると白瀬さんも「ずらしてしてるねやろ」とあいづちを打つ。

このとき、白瀬さんはおもしろい動作をする。これまでまるで穴をあけるように左掌に当てられていた右人差し指がふっとゆるんで、今度は両掌をぱんと叩き合わせ、まるで二枚のパッドを重ねるようなしぐさに変わったのである。

つまり、延長ジェスチャーをしているあいだに、白瀬さんのジェスチャーは、自分のことばに合わせるだけでなく、あとから別のことを言い出した神谷さんのことばに沿って変更されたというわけだ。

白瀬さんの「ずらしてしてるねやろ」というあいづちを聞いた神谷さんは、ここで「そうそう」と同意をしそうなものだ。ところが神谷さんは、白瀬さんのジェスチャーを見ながらすばやくツッコミを入れる。

「こうずらさんと、こうずらして」

文字で書くと何のことやらわからないが、神谷さんは「こうずらさんと」と言いながら両手を縦にずらしたあと、「こうずらして」と横にずらせる。そう言われて白瀬さんの手を見ると、なるほど白瀬さんの合わせた両掌は縦にずれている。神谷さんは白瀬さんの延長ジェスチャーを注意深く見て、そのずらせ方が自分のずらせ方と違うことに気づいたというわけだ。

しかし白瀬さんは、この神谷さんの訂正に、あまりかんばしい反応をしなかった。「あーん」と曖昧なあいづちを打ちながら、相変わらず両掌を重ねたまま延長ジェスチャーを続けている。

「たまーに穴あけとる子もいるけど……どっちかなー」

白瀬さんの右人差し指はふたたび、穴をあけるかのように尖り出した。白瀬さんの問いがまだ解消していないことは、白瀬さんのジェスチャーがなかなか終わらないことからわかる。どうやら白瀬さんは、パッドをずらす方向の問題よりも、ずらすべきか穴をあけるべきかという二択にこだわりがあるのだ。

「問い」が目の前にあらわれている

こうしてみると、延長ジェスチャーにはいくつかおもしろい働きがあることがわかる。

まず延長することで、自分の問いが解消されておらずまだ継続中であることを示すことができる。また、相手の答えに応じてジェスチャーの形を変化させることで、自分の考えと相手の考えとを対比できる。一方、他の人から見ると、質問者の考えが目の前の手の形にあらわれているから、それに対して意見を言ったり別の形のジェスチャーを繰り出すことができる。

わずか十数秒のあいだに白瀬さんがおこなった延長ジェスチャーは、自分と他人の意見の違いを刻々とあらわす、とても豊かな内容を持っていたのである。

では結局二枚のパッドをどうするか。副施設長さんはうーん、と悩んだ結果、大胆な結論を出した。

「一枚目のパッド……破っとこか」

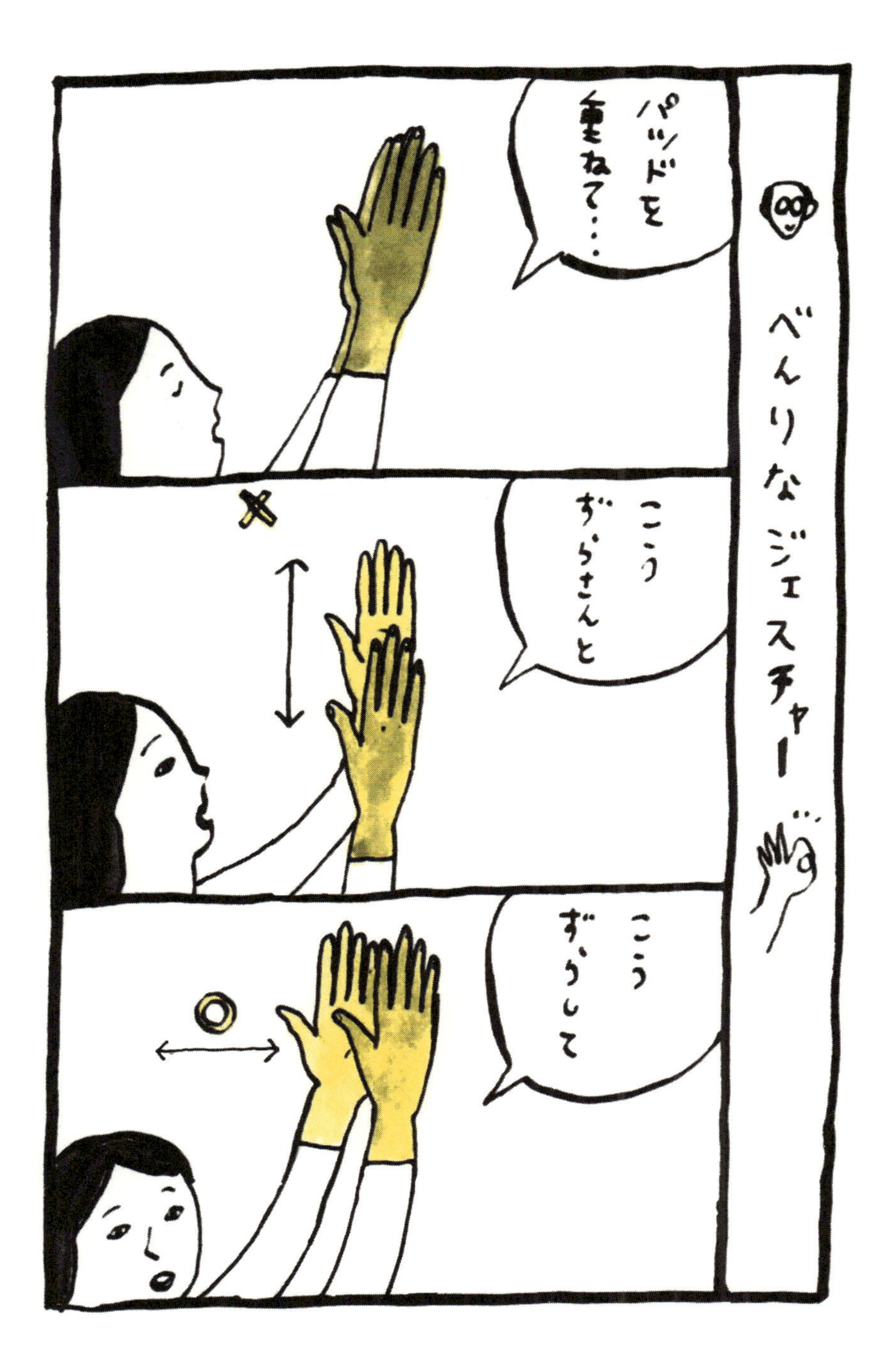
べんりなジェスチャー
パッドを重ねて…
こうずらさんと
こうずらして

空中に書く共同ノート

「何かを書く」という作業は、ふつうはごく個人的なものだ。

頭に浮かんだ考えを文字に書きつける。紙に向かっているとき、人は一人になる。たとえそれが介護日誌で、あとになって誰かに読んでもらうものだとしても、書いているときは一人だ。他の人が居並ぶ教室や会議室でノートをとっているときでさえ、そのノートに向かっているのは一人きりであって、誰かと一つのノートを分け合うのではない。わたしたちはそれぞれ下を向き、目の前に設えた一人用の小さなスペースに向かって、ペンを動かしている。

ところが、グループホームのカンファレンスでは、ときおりまったく違う「書き方」が見られる。

見えない黒板にまっすぐの傷

ある日のカンファレンス、いつもどおり入居者一人ひとりについて報告が続き、アツギさんの話になったとき、スタッフの神谷さんがこう言い出した。

「ベッドで失敗しとかはると思うんやわ」

神谷さんは自分の右腕の下に手を当てて言い添えた。

「腋のここ」

そう言いながら、何かに衝突するように、その腋の下からガクッとつんのめる。「ベッドで失敗」の意味が一挙にわかる。アツギさんの腋の下には傷があって、それは「ベッドで失敗」、つまりベッドの端に右腋を衝突させたのが原因で、できたらしい。

神谷さんは、さらに説明を続ける。

「こういうの……」

そう言いながら、右手で水平な線を書いて「まっすぐの傷」と付け加えた。

このとき神谷さんが書いたのは、ノートの上ではない。目の前の空中に、見えないチョークをつまんで見えない黒板に書くかのように、さっと線を引いたのである。新人の沢北さんが、その水平に書かれた線を、まるで透明なガラス越しに見るように覗き込んで「あー」と声をあげた。

ノートに書かれた線や文字は、書かれているあいだはその人だけのものだ。しかし、空中に書かれた線は、たとえ鉛筆やペンのように跡をつけなくとも、他の人に見える。

もう一つの傷の大きさは？

もちろん、何かを説明しようとして空中に書きつけること自体は、施設のカンファレンスに限らず、わたしたちの日常生活でもよく見かけるありふれたことだ。けれどカンファレンスで起こっているのは、もう少し精密なのである。

神谷さんの話を受けて、白瀬さんが少し違うことを言い出した。

「まっすぐのが一つあって」

そう言いながら白瀬さんは、まるで定規を当てるように右手を空中に置き、その上に左手を当てがった。

「一つあって」とは、気になる言い方だ。

わたしたちは、こうしたちょっとした言い回しやしぐさから、いろいろなことを予測する。この場合だと、「一つあって」ということばを聞いて、「あ、もう一つ何かあると言いたいのだな」とピンとくる。

このように、ことばのほんのわずかな手がかりが次のことばやしぐさを予測させる現象を、専門用語で〈投射〉と呼ぶ。ここでは白瀬さんの「一つあって」ということばが、もう一つの何かが次に言われるであろうことを〈投射〉しているということになる。

この〈投射〉の力を使うと、相手のことばを先回りして予測したり、相手が言い終わる前にすばやく合いの手を入れたりすることができる。実際、白瀬さんがもう一つの何かを言い出すよりも早く、向かいにいた河田さんが先回りした。

「うん。それと、ちっちゃいのもあるわなあ」

河田さんは、白瀬さんの当てがった右手の定規に、まるで向かい側から自分の考えを当てはめるように、右手の人差し指と親指できゅっと小さなものをつまむように突き出した。つまり河田さんは、白瀬さんがこれから言うであろう「もう一つ」の傷は「ちっちゃいの」だと予測したのだ。

ところが、この予測は半分違っていた。白瀬さんは河田さんの声と重なるようにこう言った。

「その上っ側が紫やねん」

そして、右手に当てがっていた左手で、ぐるっと右手上に円を書いた。つまり、白瀬さんはたしかに「もう一つ」の傷を説明しはじめたのだが、その形は河田さんの言うような「ちっちゃいの」ではなく、左手でぐるっと書けるほど大きい、紫色のアザだったのである。

剣豪どうしの対決のような……

ちょうどこの様子を観察していたわたしは、あまりのおもしろさに思わず立ち上がりたくなるのをグッと抑えた（研究者というのは、こういうちょっとしたことについ興奮してしまうのである）。

白瀬さんと河田さんときたら、ちょうどガラスの板を挟むように、お互いが考える傷の形を書いて、見せ合っている。それも、まるで違う剣法を使う剣豪のように、白瀬さんは左手で円を書き、河田さんは右手の先でちっちゃなものを突き出している。

二人はすぐに、自分たちの手がまったく違うことに気づいたようだ。空中の図形はすぐに書き直されはじめた。

河田さんはちょっと驚いた声で「あ、ほんでそれも紫?」と問いかけながら、つまむようにしていた右手の先をパーの形に訂正して手を動かす。

白瀬さんも「うんうん、その上が紫やねん」と同時に応じながら手を動かす。白瀬さんがふたたび円を書きはじめると、河田さんも今度は円を書く。今度はまるで二人が鏡の像のようにぴったりと、空中に同時に円を書いた。まるで練達の試合を見ているようだ。

このやりとりによって河田さんは、白瀬さんの言いたいことがわかったらしい。先の神谷さんと白瀬さんの話をまとめながらこう言った。

「ということは、不思議やわなあ。ふつうは下に（内出血が）下がるわなあ、打ち身とかは。それが上にあんねやわ」

どうやらアツギさんには、ベッドの端にぶつかった傷以外に、その上に別の原因でできたアザがあるらしいということになった。

神谷さんが「ベッドで失敗」の話を始めてから、わずか三〇秒のあいだに、三人のスタッフがそれぞれの考える傷やアザの位置を空中に書き合った結果、みるみるうちにアツギさんの傷とアザに関する知識が集まった。

空中に書かれた図形は、書かれたその場で、他の人の書いたものと比べることができ、その場で繰り返され、訂正される。そしてこの空中のノートには、紙もペンもいらないのである。

オノマトペが呼び招く

「どうですか、最近のヨシさん。自分で立ったりする動作とか、落ちてないですか」

グループホームのカンファレンスで、ひととおり報告が終わったあと、施設長さんが問いかける。

こんなふうに報告のあとにもう一押しするのが、施設長さんのうまいところだ。日誌に書いてあること、あらかじめ報告しようと思っていたことからは漏れてしまう出来事が、この一押しで拾い上げられることが多い。

音声だけを聞いてみる

「落ちてないけど……」と職員の鎌田さんがちょっと言い淀んでから、「ここがぎちぎちなんねんな」と言う。

「きちきちやんな、ここ」

向かいにいた芝原さんがすぐに応じる。

「ここがぴちぴち」

鎌田さんがまた繰り返す。

「あっ」と、わたしはあわててモニタの前に駆け寄って映像を巻き戻す。実は、研究室の整理をしながら音を大きくして映像を流しっぱなしにしていたのだ。データをずっと見ているとだんだん目が疲れてくるので、ときどき気分転換に、こんなふうに音声だけを流すことがある。

ズボラなやり方だけれど、この方法にはおもしろい効果がある。それは、「音声だけでは何がわからないか」が、はっきりするということ。

映像と音を一緒に見ていると、自分が何を手がかりに目の前のことを理解しているか、ときどきあやふやになる。けれど音声だけを聞いていると、何を言ってるかさっぱりわからないときがある。逆にいえば、そこでは目に見える動作がとても重要な働きをしていることになる。

ぎちぎちできちきちでぴちぴち。何のこと？

こんなふうに、声だけでその場の情景を想像する作業は、ちょっとしたクイズになる。

オノマトペには動作が伴う

さて、答え合わせの前に、考えることはまだある。

「ぎちぎち」も「きちきち」も「ぴちぴち」も、オノマトペ（擬音語・擬態語）だ。会話で発せられるオノマトペには、おもしろい性質がある。動作が伴いやすいということだ。

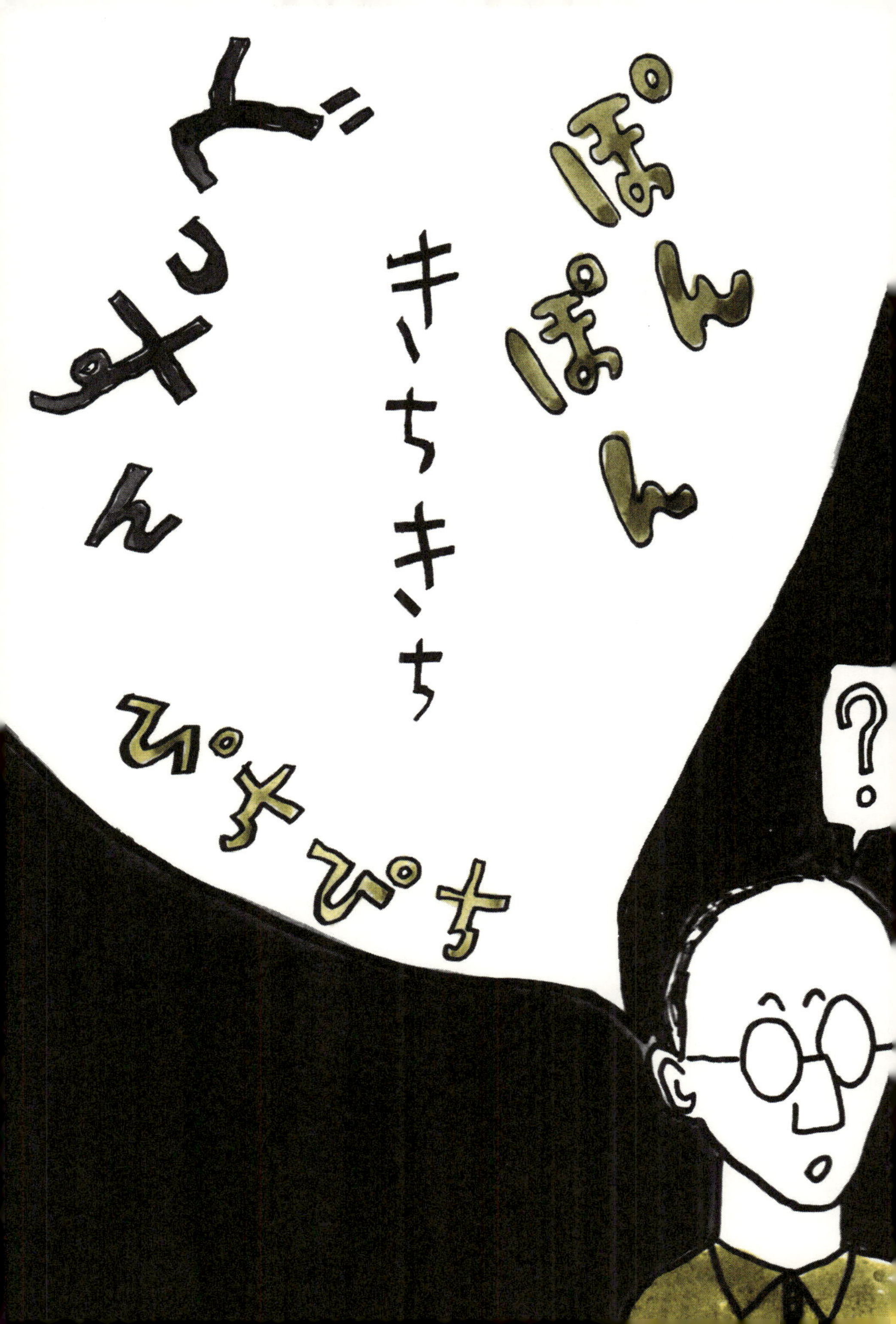

ぽんぽん
きちきち
どっすん
ぴよぴよ
?

以前、アニメの内容を説明する人たちの会話を、いくつか録って調べたことがある。そのときは(アニメの説明ということもあるけれど)合計二時間ちょっとの会話のなかに、オノマトペが二二五回も入っていた。しかもそのうち二二〇回には、動作が伴っていたのである。

オノマトペを発する人は、とても高い確率で動作をしていることになる。だからわたしは、「ぎちぎち」「きちきち」「ぴちぴち」という声を聞いただけで、これはきっとおもしろい動作の入った会話に違いない、と予想した。

実は、もう一つヒントがあった。それは、「ぴちぴち」と鎌田さんが言ったときに、〝ぽんぽん〟と何かを叩く音がしたことだ。机のような固いものではなく、もっとやわらかいものを叩く音。たぶん、ぴちぴちに関係する何かが叩かれたに違いない。

それは何か?

映像を巻き戻してみると、思ったとおり、鎌田さんは体を動かしていた。

「ここがぎちぎちなんねんな」ということばに合わせて、広げた両手を両腰に持っていき、そこをさするようにする。

芝原さんも「きちきちやんな、ここ」と言いながら、ほぼ同じ動作をしている。

何を言ってるのか、あっけなくわかってしまった。ヨシさんが車椅子に座るときの話なのだ。車椅子と腰とのあいだが狭いのを「ぎちぎち」と言っていたのだ。さらに鎌田さんは、だめ押しするように「ここが」と言いながら、腰をさすっている両手をぽんぽんと叩いて「ぴちぴち」と続けた。

叩く音は、これだったのか。

今度は音声を消してみる

おもしろい動作を見つけたら、今度は逆に音声を消して見る。動作の時間パターンに集中することができるからだ。すると、さらにおもしろいことがわかった。

鎌田さんは「ぎちぎちなんねんな」と言いながら動作をするのだが、それをすぐにはやめない。そこに芝原さんが追いついてきて、「きちきち」の動作を始める。そして芝原さんも、言い終わってすぐには動作をやめない。

あ、これは延長ジェスチャーだ。鎌田さんがもう一度「ぴちぴち」を言うときには、鎌田さんも芝原さんも腰をさすり続けている。

鎌田さんは、最初の「ぎちぎち」が終わったあとも動作を延長することで、いわば他の人が乗ってくるのを誘っている。そこに芝原さんがうまく乗ってきて、気がつくと二人は合唱するように同時に同じ動作をするというわけだ。

音のない映像のなかでは、さらにもう一人が体を動かしはじめた。最初に問いかけをした施設長さんだ。テーブルに置いていた両手をおろして、両膝に手を当ててから、ぽん、と音をさせて叩いた。まるで、鎌田さんが腰をぽんぽんと叩いた動作が感染(うつ)ったみたいだ。

何をしているのだろう?

音声をオンにすると、施設長さんは「膝とかも別に痛がってはらへん?」と言っていた。これまたおもしろい現象だ。

話題を腰から膝に変えるときに、施設長さんは鎌田さんとまるきり違う動作をするのではなく、あたかも鎌田さんが腰に当てた両手を膝に移動させるかのように、鎌田さんのやり方を踏襲している。そのことで、話題はまるきり変わっているのではなく、「少しだけ」変わっているのだということがわかる。

二人とも、ヨシさんの体重が増えていることを気にしているのだ。だから、ヨシさんの腰は車椅子に入りにくくなってきたのだし、膝が心配になってくる。実際このあと、話はヨシさんの体重に気をつけることへと移っていった。

三分後、職員の北さんが思い出したように言った。

「ヨシさんは、まあ、こう腰かけるときでも、どっすん、とこうやな」

両手をすとんとテーブルに落とす。芝原さんがすかさず応じる。

「どっっっすんぐらいやな」

「ど」で上を向いた頭が、ちょっと止まって、「すん」でストンと下を向く。二人の動作から、腰が急に落ちる感じが伝わってくる。オノマトペはまじないのように、ヨシさんの動作をこの場に召喚し続ける。

場所が記憶を持っている

相手を諭そうと、「誰それの立場に立って考えなさい」とか、「その人の身になったらどんな気がするか想像してみなさい」といった言い方をする。言われたほうは、「ああそうだ、ずいぶん自分は身勝手だった」ととりあえず反省はするのだが、しかし自分ではない誰かの立場に立ったり、その身になったりするのは、言うほど簡単ではない。

たいていは、相手を泣かせたり怒らせたりしてようやく、「ああ、立場も身もわかっていなかったのだ」と遅れて気づくことになる。やっぱり自分には相手をおもんばかる力がないのだろうか、としょげるものの、ではどうすればそんな力がつくのだろうかと途方に暮れてしまう。

最近では「コミュニケーション力」ということばも流行している。もしかすると、誰かの立場がわからない鈍感なわたしには、相手を思いやる仕事なんか向いてないのじゃないかしらん。

そんなふうに、わたしたちはコミュニケーションの力をあたかも個人の能力のみに帰して考えがちだけれど、最近のコミュニケーション研究でわかってきたことは、コミュニケーションは、当事者をとりまく環境に深く関わっていること、にもかかわらず、当事者はそうした環境をそれほど意識していないわけではないということである。

「環境」といっても、地球環境だとか環境問題のような大きな話ではない。わたしたちの会話をとりまいている机、椅子、ソファの配置のような、ごくごく具体的なものごとを、ここでは環境と呼んでいる。

タエさんとヨシさんがそこに居る

すでに述べたように、わたしの通っているグループホームの一つでは、月例のカンファレンスが居間の食卓でおこなわれている。

ふだん入居者さんがくつろいだり、レクリエーションに興じたり、食事をする座席に、職員が座って話し合いをする。これは「入居者の身になる」ということにおいて、なかなか見逃せない効果を持っているのではないか、と最近思いはじめている。

ある日のカンファレンスで、入居者のタエさんとヨシさんの座席をどうしようかという話になった。タエさんはひとり言が最近多くて、「ああエラい、ああエラい」とため息まじりに繰り返すことがよくある。関西弁で、（体にとって）「きつい」という意味だ。

観察していて、さほど耳障りな声ではないが、最近ヨシさんはタエさんの声が気になるのか、席を替えてほしいと言うようになった。ベテラン職員の神谷さんが言う。

「うちらはな、この仕事のあいだしか居いひんでいいけども」

そう言いながら神谷さんの手は、さあっと食卓のまわりに座っている職員全員をなでるように円を一度描いてから、こう続けた。

「この人たち、もうずうーっと一緒に居はんねん」

この人たち、と言いながら、神谷さんは今度はタエさんとヨシさんがふだん座っている二つの隣り合った席を手で指して、何度も往復した。まるで、いまここで話し合っている職員さんの輪のなかに、タエさんとヨシさんの居場所をマーカーでぎゅっぎゅっと重ね塗りして濃く描き込むように。途端に、タエさんとヨシさんの席に座っていた二人の職員さんが「ああ」と感じ入ったように息をもらす。

もちろん、入居者の誰がふだんどこに座っているかくらい、いまさら確認しなくても職員さんたちにはよくわかっているだろう。それでも、実際にタエさんとヨシさんとが隣り合っているその席に座ると、二人がどんな場所で日々を過ごしているか、そこからはどんなふうに世界が見えているか、テーブルはどんなふうに目の前にあり、椅子の座り心地はどんな具合で、隣り合う人の声はどんなふうに響くかが、周囲の環境とともに一挙に了解される。

ひとり言を繰り返したくなってしまうタエさんと、それに耐えきれないヨシさんとが過ごす時間の長さのことが、神谷さんが手で重ね塗りした分だけ、やけに生々しく立ち上がってくる。

「(二人とも) ふつうに居はんねやもん、ずーっとハタ (隣) やからエラいねん」

そう言いながら副施設長さんもうなずく。

かといって、タエさんがすぐにひとり言をやめるとも思えない。副施設長さんの結論は、ごくあっさりした、しかし当を得たものだった。

「ほな、しばらく椅子一つ置いて離れてもらおか」

「その人の身になる」簡単な方法

食卓を囲んでいるときに立ち上がってくるもう一つの感覚は、職員さん自身の過去の感覚である。

「足置き台のほうはどうですか？」

タエさんに関する報告が一段落してから、所長さんがそう問いながら、職員の高橋さんの足下を覗きやる。

椅子が少し高くてタエさんの足が床につかないので最近足置き台を導入したのだが、それがうまくいっているかを所長さんは気にしている。高橋さんが座っているのは、いつもタエさんが座っている椅子なので、その足下を覗き込んだというわけだ。

すると別の職員さんたちがめいめい高橋さんを見ながら、記憶をたどりはじめた。

「(タエさんは) 使ってはるな」

「使ってはるけど、なくてもいいような気がするな」

「でも安定してはるからええかもな」

もし場所や環境など関係なしに、タエさんの体のことだけ思い浮かべるのなら、高橋さんを見る必要はない。でも職員さんたちは、あたかも、タエさんを見ている自分を思い出すかのように、高橋さんをタエさんに見立てて議論を始める。

当の高橋さんはというと、まるでモデルにでもなったみたいにじっとして、タエさん役に徹しているかのようだ。

こんなふうに入居者さんの使う食卓で議論するだけで、入居者の感覚、そして入居者に接している職員さん自身の感覚は、ぐっと立ち上がりやすくなる。職員さんたちは、うすうすこの効果に気づきながら、カンファレンスをおこなっている。

誰かの立場を想像すること、誰かの身になることは、白紙の上では難しい。でも、その誰かをとりまいている環境を再現すると、ぐっとやさしくなる。

実際にその誰かのいる場所に立ち、その人と同じ姿勢をとる。あまりにも簡単な方法だけれど、それは思いがけない気づきを生むのである。

そこに居るのは誰？

いま通っているグループホームに行って最初に面食らったのは、カンファレンスに入居者の方が参加していたことである。いや、「参加」というのはちょっと違うかもしれない。

カンファレンスの場所は、いつも入居者のみなさんが食事をとるリビングの広いテーブルだ。平日の午後、食事やトイレや入浴が一段落ついて、多くの人は個室にいる時間帯なのだが、食事が終わって会議の時間になっても椅子に座ったまま立たない人もいる。そこに職員さんたちが集まってきて、テーブルにつきはじめる。

入居者でも比較的しっかりしておられる方は、会議が始まりそうになるとその場を立ち去る。しかし会議が始まっても、とりたてて用事もないのに座り続ける人もいる。人によっては会議中にリビングに入ってきて、空いている席に座ってしまう。そういうとき職員さんは、「会議中ですから」とは言わずに、あっさり迎え入れてしまう。

アサさんは会議中

ある日のカンファレンス。ソファに座っていたアサさんに、職員の浦井さんが「さ、せっかくやから、こっちに座ろうか」と声をかけてアサさんにテーブル席に移動してもらう。浦井さんは隣に座った。これはこれで合理的なのだ。ソファ席よりも隣の席のほうが目が行き届くし、アサさんも、一人ぽつんとソファにいるよりは淋しくないだろう。

会議が始まると、入居者一人ひとりのこの一か月の変化について報告がある。浦井さんは、ときどきアサさんの背中をさすりながら会議に参加している。アサさんは最近、昼間も眠りがちだ。「じゃあ次は、アサさん」と副施設長さんの声がすると、はっと正面を見て、しばらく目を開く。けれど副施設長さんが「最近は睡眠状態が続いていることが多いです」と報告を始めるころには、だんだん頭が上向きになっていく。

浦井さんが椅子のうしろのクッションの位置を調節する。アサさんが眠りはじめた。副施設長さんの報告はなおも続く。

「起きているときも、どうしたどうした、とちょっと繰り言が多くなっています」「食事のときは、このところ、もう箸を自分で持つことはできないので、これは食事介助しかないようです」「みなさんよろしくご協力をお願いします」

入居者がいても、いないときと同じように報告事項は淡々と進んでいく。

とそのとき、顔を上に向けて寝入っていたアサさんの首が、ふうっと動く。職員さんの一人がその小さな動きに気づいて、「ああ」と内緒話をするような小さな声をあげると、職員全員の注意がアサさんに向く。

いままさにアサさんは目をあけたところで、職員さんたちが全員自分のほうを見ているのを、不思議そうにゆっくり見まわす。その表情がなんだかとぼけているので、おお、と今度はあちこちから笑い声が起こる。

「よかったな、みんないっぱい居はるところにいてよかったな」

「ほんまや」

「何、そのアサさんの背中当て、やわらかいの？」

「いや、けっこう固いねん。せんべいみたいで。これのほうが寝てるときにずれにくくてええねん」

「ほな、次の報告いきましょうか」

アサさんのことが少し話されたあと、カンファレンスはさっと本題へと戻る。

イクタさんも会議中

別のカンファレンスの日、イクタさんが会議中に入ってきた。ちょうど会議は翌月に計画されている温泉旅行の話の最中だった。

「ここですよ」と招かれて座ったイクタさんに、他の職員さんたちが見ている温泉地のパンフレットが手渡された。几帳面なイクタさんは、そのパンフを両手で構えて幾とおりもある湯船の写真に見入っている。

「楽しみやね。一緒に行こか？」

「うん」

イクタさんは答えるものの、目線はパンフレットから離れない。カンファレンスが続いているほとんどのあいだ、両手でパンフを構えている。ときどき向かいにいる職員さんの顔をちらちらと見るところからすると、カンファレンスのことを多少気にしているようだけれど、自分からは決して話はしない。

話題は、毎月恒例の散髪の話に移った。

「イクタさんもかな？」

そう言いながら施設長さんはイクタさんのほうをちらと見る。イクタさんは、耳を近づけないと聞こえないくらいの小さな声で、隣にいる職員の神谷さんのほうを向いて話し出す。

「そやな。きれいに染めてもうてな、ちゃんとしてもらおう」

神谷さんが答える。それからまた報告の時間になる。その切り替わりが、不自然でも冷淡でもない。カンファレンスの時間がケアの時間に開かれている。

あの人たちもそこに居る

今度は、もうすぐ近くの公民館でおこなわれるコンサートの話になった。グループホームのメンバーは全員無料で招待されることになったのだが、その代わり、誰かがお礼の挨拶をしなければならない。その役は副施設長さんが引き受けることになった。

「挨拶だけか」

「みんなで合唱して盛り上げようか」

「そうや、いちばん前にヨネさんが立って合唱してたりしてな」

職員の白瀬さんが言う。ヨネさんは、グループホームの創設以来入居されていたのだが、つい三か月前に亡くなられた。

「あんた今日、ヨネさんのことばっかりやん。やっぱりヨネさん来てるんでしょ」と神谷さんが白瀬さんを冷やかす。

「そうかなあ。なんかな、ヨネさん、いまごろどうしてんねやろうなあって思うねん」

「うしろに立ってるわ」

神谷さんが笑いながら白瀬さんのうしろに「ヨネさーん」と呼びかける。

「うん、ゆうてるわ」

「甘酒欲しいゆうてはりますわ」

「モチ食いたいってゆうてはりますわ」

他の職員さんが次々とヨネさんの言いそうなことを答える。

「みな出演したらええねん、マツキさんやらヤマさんやら……」

神谷さんがグループホームで亡くなった方々の名前をあげていく。

「ええな」

副施設長さんがそう答えてから、少し間が空いた。なんだか気配がするようだった。

4 環境に埋め込まれた記憶

洗濯物は難しい

イワサワさん、洗濯物片づけてください。

そう言われてイワサワさんは洗濯物に近づいていく。冬、外は寒く、晴天日はなかなかやってこない。九人の入居者のいるグループホーム。洗濯物は山のようで、居間の一角に上着と下着とが、それぞれ衣紋掛けにぶら下げられてずらりと部屋干しされている。

イワサワさんは、最近グループホームに来たばかりだ。他の人に比べると受け答えははっきりしているし、立つのも座るのも問題はない。フロアを歩く足どりにも、衣類を扱う手つきにも、とくに不安を感じさせるところはない。

イワサワさんはぶら下がった干し物のなかから、くすんだ赤のカーディガンを真っ先に抜き取って畳む。イワサワさんの服だ。それから下着をいくつか選り分けて畳んだところで、職員さんから声がかかる。

「あれ？　それイワサワさんのかな」

イワサワさんは、「そうよ、これわたしのよ」と答えて、カーディガンと下着を抱きしめる。「今日はこれを持って帰らないといけないから」と言って机に置いて、また洗濯物にとりかかる。

今度は物干しの端から下着を選り分けて次々と畳んでいくのだが、職員さんがすぐに駆け寄ってくる。下着はどれも同じように見えるけれど、ゴムを通す部分にマジックで名前が書いてあって、それぞれ別の持ち主のものだ。畳んでしまうと、持ち主の名前が隠れてしまうから、職員さんは一度は畳まれた下着をまた広げて、名前を確認してから分別する。イワサワさんが別に畳んだ下着は、広げてみると別の人のものだった。

さらに、イワサワさんが畳んだもののなかには、まだ生乾きの下着も何枚かあった。

「イワサワさん、乾いたのから畳んでね」

職員さんがふと見ると、イワサワさんは下着を片づけて少しできた隙間に、まだ洗濯機から出したばかりの濡れたタオルを干しはじめている。

なじみのない行程に埋もれて

冬の洗濯物は、このグループホームの悩みの一つだ。外に干すチャンスが少ない時期には、洗濯機から出した衣類はまず乾燥機にかける。乾燥機からあがってきた衣服はまだ少し湿っているから、最後に軽く部屋干しする。なにしろ九人分の洗濯物があるのだから、一度に乾燥させるのは無理で、乾燥させては部屋干しに追加していく。

リビングの部屋干しの場所はさほど広くない。洗濯機から引き上げたばかりの湿った衣類がかごに入っている。あとで乾燥機があいたら持っていくために、一時的にそこに置いてあるのである。一方、すでに乾いた衣類は畳まれて机の周辺にある。つまり、このグループホームでは冬の時期、〈洗濯機→かご→乾燥機→部屋干し場→机〉という流れで衣類を整理するしくみになっているのだ。

やり方さえ知っていれば、どうということはない流れに見える。しかし、洗濯物を片づけようとするイワサワさんのまわりには、同じ部屋のなかに幾種類もの行程が衣類という形をまとって、あちらこちらに散らばっていることになる。

イワサワさんのやっていることは、おかしなことだろうか。

いや、ここがイワサワさんがもともといた家だったなら、イワサワさんのやり方でも何の問題もなかったかもしれない。

もとの家には、まぎらわしい下着を着ている人なんかいなかっただろうし、一度にこんなに大量の洗濯物はおそらく出なかったろう。濡れたものと乾いたものが同じ部屋にあることも、おそらくはなかった。洗濯槽から出すときは出すこと、干すときは干すこと、乾いたら取り込むこと、取り込んだら畳むことに専念すればよかった。目につくものを次々と畳んでまとめていけば、それで自然と仕分けできたかもしれない。

家には当たり前がビルトインされている

最初に会ったときイワサワさんは、「わたしはここに勤めてましてね」と挨拶した。イワサワさんにとってこのグループホームは、まだ家ではないらしい。「今日はこれを持って帰らないといけないから」ということばも、部屋へ持って帰るという意味ではなく、家に持って帰るということなのだろう。

そこが家であるという感覚は、たとえば「洗濯物を片づける」ということばの持っている当たり前さに埋め込まれているのかもしれない。意識しなくとも、自分の服が目の前に干してあること。考えなしに乾いた服を畳み、タンスにしまい、それがうまくいくこと。

イワサワさんの行動は、思わぬ効果ももたらしていた。最近、めっきり動きが少なくなっていたキワダさんがひょいと立ち上がって、イワサワさんのそばで洗濯物を片づけはじめたのだ。

対抗心なのか、ただ真似しようと考えられたのかはわからない。少なくとも職員さんだけが干していたのでは、そんなことにはならない。キワダさんは昔やっていた要領で、衣類を次々と分類してテーブルの上に置いていく。さまざまな種類の衣類が同じ部屋にあるこの環境は、イワサワさんにとっては困った環境だけれど、キワダさんにとってはもはやなじみのものなのだ。

しばらく赤いカーディガンを眺めて考え込んでいたイワサワさんは、「今日はやっぱり泊まるわ」と言う。うん、そうしぃ、そうしよう、と職員さんが答える。

「これ、部屋で干すから」と言ってカーディガンをぎゅっとつかんで、イワサワさんは部屋に戻っていった。それがまだ生乾きであることを、イワサワさんはわかっていたのだ。

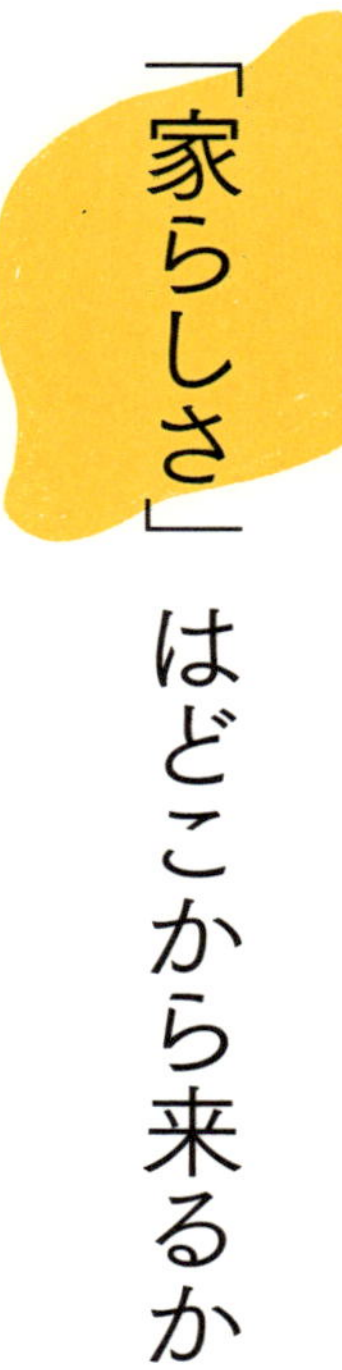

「家らしさ」はどこから来るか

からり、と広いリビングの引き戸を開ける音がする。見ると、オオカワさんがリビングの入口に立って、あたりを見回している。

引き戸の音で顔をあげた職員の有山さんは、日誌を書いていたペンを置いて、「オオカワさん」と呼びかける。オオカワさんはちょっと顎をあげて、有山さんのうしろ、リビングの奥にあるトイレのほうを見る。オオカワさんは自力で歩けるけれど、トイレには介助が必要だ。

「あ、トイレね」

有山さんは指されるよりも早く何のことかわかっていたらしく、もう立ち上がってオオカワさんのほうに歩き出しかけている。わたしはあわててメモをとる。

とりあえずプラットフォームに立ってみる

介助が終わったあとで有山さんが「何か変わったことありました?」といたずらっぽく笑って、わたしのノートを覗き込む。

覗き込まれても、そこに書いてあるのは、オオカワ、有山、リビング、電車のプラットフォーム、という走り書きと、ただの四角と斜めの線だけ。

「いやいや、いつもやってはることなんですけど、オオカワさんが引き戸のところで立ってたのが、電車を待ってるみたいやなと思って……」

言い訳のようにそう答えると、有山さんが笑った。

「ほな、わたしは電車でっか」

グループホームは、「ホーム」という以上、家ではある。けれど、グループホームで観察を続けていると、ときどき、「そもそも家ってどういうものだっけ?」と不思議な感覚にとらわれることがある。

オオカワさんの振る舞いを見るときもそうだ。

オオカワさんは、トイレ以外に食事やレクリエーションのときも、リビングの引き戸を開けると、職員さんから声がかかるまで、あたりを見回してちょっと待つ。オオカワさんにとってはそこが、誰かを探し、誰かを待ち、自分がどこに向かうかを決定する場所として機能している。

オオカワさんのやり方は、たとえば、子どもが部屋を飛び出して、台所にある冷蔵庫のなかのお菓子に一直線に向かっていくような家の使い方とはまったく違っている。

ホームを感じるとは?

〝家〟とは何か、と問うときに、抽象的に考える代わりに、実際の使われ方から考え直してみる。

この態度をわたしが教わったのは、二〇〇五年、ロサンゼルスに長期滞在していたときに聞いた「家族の日常生活センター(CELF)」主催の「ホームを感じるとは?」という人類学者のワークショップだった。研究者たちは、まるで民俗学者が古民家を初めて訪れるような態度で、自分たちの住んでいるごく平凡な家が、どんなふうに用いられているかを考えていた。

たとえば地理歴史学者のポール・グロウスは、アメリカ中流家庭の間取りの変遷から、ホーム感覚の歴史をあぶり出そうと試みていた。

一九世紀のアメリカでは、道側にフロントポーチがあって、通りから見える位置に世間話をする場所があった。しかし二〇世紀になり、車が移動手段として一般的になってくると、ガレージの存在が大きくなってくる。道側にはガレージがでんと鎮座し、その奥の扉がいわば勝手口になる。玄関はガレージに押しやられる格好で、その脇かもしくは側面に据えられる。「ガレージセール」ということばが物語るように、ガレージは他人に対して開かれた空間の役割を果たすことすらある。玄関の向きはリビングを遮蔽するように角度をつけられるか、もしくは廊下につながる。キッチンはリビングとは隔てられ、ベッドルームには扉がつけられる。

文化人類学者のブラッド・ショアは、南部での聞き取り調査をもとに、「ホーム」ということばがどのように説明されるかを考察していた。

ショアは、「ホームとは面である」と言う。たとえば壁を塗り替えたり、カーペットを取り替えることが、アメリカでのホーム感覚をつくる。わたしはアメリカ滞在中に、彼らが壁を塗ることへのこだわりをちょっと不思議に思っていたので、これにはひどく納得がいった。

「散らかせる」というホーム感覚

一方で、現在の日本にもよく当てはまる内容もたくさんあがっていた。たとえば写真や記念品を置く行為。ホームドラマでは、たいていこうした写真立てや記念品のショットが入って、主人公にとっての家がどのようなものかをあらわす。

散らかすこともホーム感覚にとっては重要である。大学生が久しぶりにホームタウンに帰ると、母親によってすっかり部屋が片づけられているのを見て、ホームが失われたような気がしてしまう（ショアはこれを「わたしの部屋に何てことを」体験と呼んでいた）。

個室に張り紙や札を貼ったり（「マイキッチン」「ビルのオフィス」「ノックせよ」「無断立入禁止」など）、祭日ごとに毎年決まっておこなわれる飾り付けがホーム感覚をもたらす（ハロウィーンやクリスマスの飾りつけ）。

これらは、日本のグループホームにもよく当てはまることだ。

入居者は、家族の写真（人によっては位牌や小さな仏壇を置く場合もある）や、お気に入りの品々を置く。きれいに整頓している人もいれば、あちこち散らかしている人もいる。脱ぎ捨てたままの下着は職員さんが片づけてしまうけれど、いつも着たり使ったりするものが多少散らかっているのは、もしかしたらその人なりの家の感覚に関係しているかもしれない(あなたが職員さんだったら片づけますか?)。

正月に入居者のみなさんが書いた書き初めが壁に張り出されたり、七夕の短冊に願いごとが吊り下げられる。その日が過ぎてからはいちいち話題にのぼったりしないけれど、もしかしたらそうした事物が日々目に入ることは、「家らしさ」につながっているかもしれない。

リビングは乗り継ぎ場所

「家らしさ」を考えるうえでもう一つ大事なことは、家の見かけの構造だけでなく、人がどのように家のなかで日々振る舞っているか、ということだ。

オオカワさんは「リビング」の入口で、職員の声がかかるまで待っている。「リビング」という名前がついているから、わたしたちはついそこを既存のリビングのイメージ、住人にとってのくつろぎの場としての「居間」のイメージでその場所をとらえてしまう。実際、そこにはテレビもソファもあるしダイニングやレクリエーションのための大きなテーブルもあるし、いかにもリビングらしさを備えているように見える。

しかし、明らかに家のリビングとは異なる点もある。

まずそこはグループホームの住人にとっての共有スペースであり、オオカワさんが気ままに使えるとは限らない。そしてこのリビングはいわゆるＬＤＫであり、台所と境目がないため、複数の職員さんが食事をつくったり、日誌を書いたり、食事介助をしたり、住人と話す活動をおこなって、いわば滞留している場でもある。だからオオカワさんのように一人で歩ける人の場合、職員さんに何か用事があったり、話したいときには、個室を出たらまずはこの部屋にくることが多い。

さらに、リビングの入口と反対側奥には浴室とトイレがある。介助の必要な入浴はこの奥の浴室でおこなうことになっているし、トイレ介助もこの奥のトイレでしばしばおこなわれる。

オオカワさんが立っているのは、単なる「くつろぎの場」への入口ではない。オオカワさんは〝くつろぎ〟をおこなうべくそこに立っているとは限らない。そこは、食事、入浴、トイレといったさまざまな行為への乗り継ぎ場所でもある。そしてオオカワさんは、こうしたさまざまなどこに自分の次の行為を位置づけたらいいのかを、近づいてきた職員さんとやりとりしながら決めていく。わたしがノートに「プラットフォーム」と書き込んだのは、この印象をメモしたかったからだ。

「ホーム」のようにくつろげるようなグループ〝ホーム〟があればいいなというのは、誰しも思うことだろう。そして多くのグループホームには、「ホーム」の構造を真似て、個室、キッチン、ダイニング、リビング、廊下が設えられている。

けれど、実際に重要なのは、その部屋がどんな目的でつくられているかではなく、それらの部屋が実際にどう使われ、入居者の目の前にどのような場所としてあらわれてくるかではないだろうか。

立派なおくどさん

「近所に〝おくどさん〟があるから見に行きませんか」とグループホームの施設長さんに誘われた。昔ながらの台所にあるかまどのことを、京都や滋賀では「おくどさん」と呼ぶ。ガスや電気で煮炊きをするようになった現在では、おくどさんを残している家はごくわずかだ。なかなかない機会なので、ご一緒させていただくことにした。

「オオモリさんも一緒に行きましょう」と施設長さんは声をかけた。

オオモリさんは最近グループホームに入居された方で、よく話す明るい女性だ。足腰もしっかりしておられる。

これはどなたが使こうてはんのん?

「立派なおくどさんですやん」

中を見たオオモリさんは開口一番、感心してこう言った。わたしは、どんなおくどさんがどれくらい価値があるのか、よくは知らないけれど、そこがついこのあいだまで使われていたもので、凝ったつくりであるらしいことはあちこちからわかった。

「一つで五升くらい炊けるかしらね」

大きな釜が三つ並べてあり、かまどの本体はタイル張りになっている。壁には、阿多古さんの火廼要慎の御札。京都の愛宕神社はここからはけっこう遠いのだが、わざわざ御札をもらいに行かれたのだろうか。

「これはどなたが使うてはんのん？」

「いや、もう使っておられないんですよ」

「そう、なかなかこういうのが残ってるうちは少ないよ」

そう言いながら、オオモリさんはあちこち眺めている。

わたしが「これ、味噌樽ですかね？」と尋ねると、

「ああ、そうよ、味噌。うちもねえ、昔は味噌は自家製だったのよ。醤油もね」

そう言いながら、樽の前に腰をかがめて味噌を両手でこねる手つきをする。生まれてこのかた、味噌は買うものだと思ってきたわたしには、決してできない手つきだ。

「うちは麦味噌でねえ……。これはどなたが使うてはんのん？」

「いや、それがね、オオモリさん、もう使っておられないんですよ」

「そう、これはめずらしいよ、立派なおくどさんですやん。煙突も立派なのが屋根に通してある」

オオモリさんの腕が、左下から右上へ、屋根に向けてぐいと突き出ている煙突の行き先を指して大きく動く。

壁際に、板がいわくありげに立てかけてある。わたしが「この板、なんですかね？」とつぶやくと、施設長さんがそばから丸い棒を見つけ出した。

「あ、これもしかしたら蕎麦かな？」

「ああ、そうよ、蕎麦。わたしの父なんかも見てる前で蕎麦打ちしてくれてね」

オオモリさんは、今度は蕎麦を棒で延ばすしぐさをする。これまた、わたしにはまるで思いつかない所作だ。こうなったら、なんでもオオモリさんに聞いてみよう。

この、白い紙に包まれた大きな丸いのはなんだろう。

「あ、それは臼（うす）ね」

オオモリさんは、紙を開けずに即答した。

「かまどのそばだから、ふかしたお米をついてね……。これはどなたが使うてはんのん？」

「いや、オオモリさん、それがもう使っておられないんですって」

施設長さんは、同じ質問に、同じ答えを、少しずつ調子を変えながら返していく。

環境に埋め込まれたおおらかな時間

オオモリさんの話の内容を聞きながら、おもしろいなと思った。

オオモリさんは、ほんの少し前に質問したことを忘れてしまう。アルツハイマー型の認知症によくある症状ではある。けれど、口にすることすべてを繰り返すわけではない。目の前にある道具について話すときは、どんどん新しい話題へと移っていく。そして感心するたびに「立派なおくどさん」という賞賛にたどりつき、そこで、その立派なおくどさんの主のことが尋ねたくなって「どなたが使うてはんの？」が繰り返される。

おくどさんの調度一つひとつにあたって感心したあと、同じ問いにたどりつくのは、決して不自然なことではない。施設長さんがそのつど、あたかも初めて問いを投げかけられたかのように答えるせいもあって、オオモリさんはまるで、同じ駅から別の路線に向かうように、別の調度に向かっては新たなことを思い出していく。

もう一つおもしろいのは、そのオオモリさんの所作が、とてもダイナミックなことだ。おくどさんを前にしてあれこれ思い出しているオオモリさんの所作は、味噌をこねて丸めるときも、蕎麦を打つときも、腰を落としたりかがめたりしながら、腕を伸ばし、体全体を使っている。

道具や民具を用いて昔のことを思い出してもらうという手法は、お年寄りの集まりでよくおこなわれていて、こうした昔のものを取り入れた回想法もある。わたしもこうした試みに参加して、参加者のみなさんが、道具を触るうちに所作を思い出していくのを観察したことが幾度かある。けれど、おくどさんに対するオオモリさんの反応は、そうした回想法での人びとの振る舞いとは少し違っている。

なんというか、想起の時間がおおらかなのだ。

たとえ目の前のものについていちいち思い出せなかったとしても、気まずいことにはならない。

探索の時間はたっぷりある。「立派なおくどさんやなあ」と言いながら、おくどさんの周りを巡りながらあちこちから眺め、釜の蓋をちょっと開けて中を覗き、壁際に並べられた漬け物の瓶をなで、自分にとっての台所をしだいに立ち上げていけばよい。単独の道具について語るときに比べて環境の力が豊かなので、自分の語りによっていちいち台所の様子を再現せずとも、語りを環境に委ねればうまくいく。

おくどさんのある環境のなかに、そこに居たであろう人の営みの跡が埋め込まれており、環境のなかの物を触ったりなでたりしながら、その営みとつきあっていく。ときどき、それがふと、自分の思い出と重なる。そのときあらわれる所作は、環境に添うように大きくなる。そういう想起の時間もありえるのだ。

壁際の瓶の一つが、ちょっとくすんだ色をしている。それがシソ漬けであることを確かめてから、オオモリさんは「ああ、ツバキがわいてきた」と笑った。

フードコートの晩餐会

わたしの通っているグループホームでは、(多くのグループホームがそうであるように)年に何度かお出かけの行事があるのだが、そのなかに、「フードコートお食事会」というのがある。

ホームから車でしばらく行ったところに、郊外型の巨大なショッピングモールがある。フラットで広々としたフードコートは、車椅子での移動が楽で、しかも幸いなことに平日の夜はそれほど客がいない。通常の食事ができる入居者の方々数人にスタッフが十数人、さらにわたしたち観察隊まで混じって、二〇人以上の大所帯でモールに繰り出すのである。

エレベーターホールで待っていると、そばを通りがかった女子高生から「かわいい!」と声が飛ぶ。

今日はよそゆきということで、車椅子に座っているみなさんにはおそろいの膝かけがかかっている。あまり場所をとらないようにと、たまたま整然と並んでいたのだが、その、ずらりと並んだ

「車椅子のおばあちゃんに膝かけ」という出で立ちは、離れて見るとなるほど、何かのブランドのCMのようにやけにファッショナブルだ。

こういう外見のおもしろさは、そばにいると意外と気づきにくい。外に出て人の目が入るというのはなかなかいいものだ。遠く二階のほうで携帯で写真を撮る人までいる。

「あ、あそこで撮ってはる」

職員さんが言うと、入居者の何人かが上を見上げる。笑いかける他の客に、やわらかい表情を返している。

もちろんさまざまなボランティアの人がホームを訪れているのだし、ホーム外の人と交流する機会はたくさんあるわけだが、こんなふうに広々とした空間で、はるか遠い階上の人と表情を交わす場面というのは、なかなかお目にかかれない。

外出は、「視線」のあり方をダイナミックにする。

「注文」の楽しみ

ショッピングモール内のフードコートに着くと、職員のみなさんが決然と動き出す。場所を確保し、車椅子が通れるように机を移動し、遠くのウォータークーラーで次々とコップに水を注いでお盆に乗せて運び、紙ナプキンをゲットしてくる。その手際のよさで、みるみるフードコートの一角にグループホーム的拠点をつくっていく。

全員席に着き、食べたり介助をするためのスペースがあることが確認できたら、ここからあらた

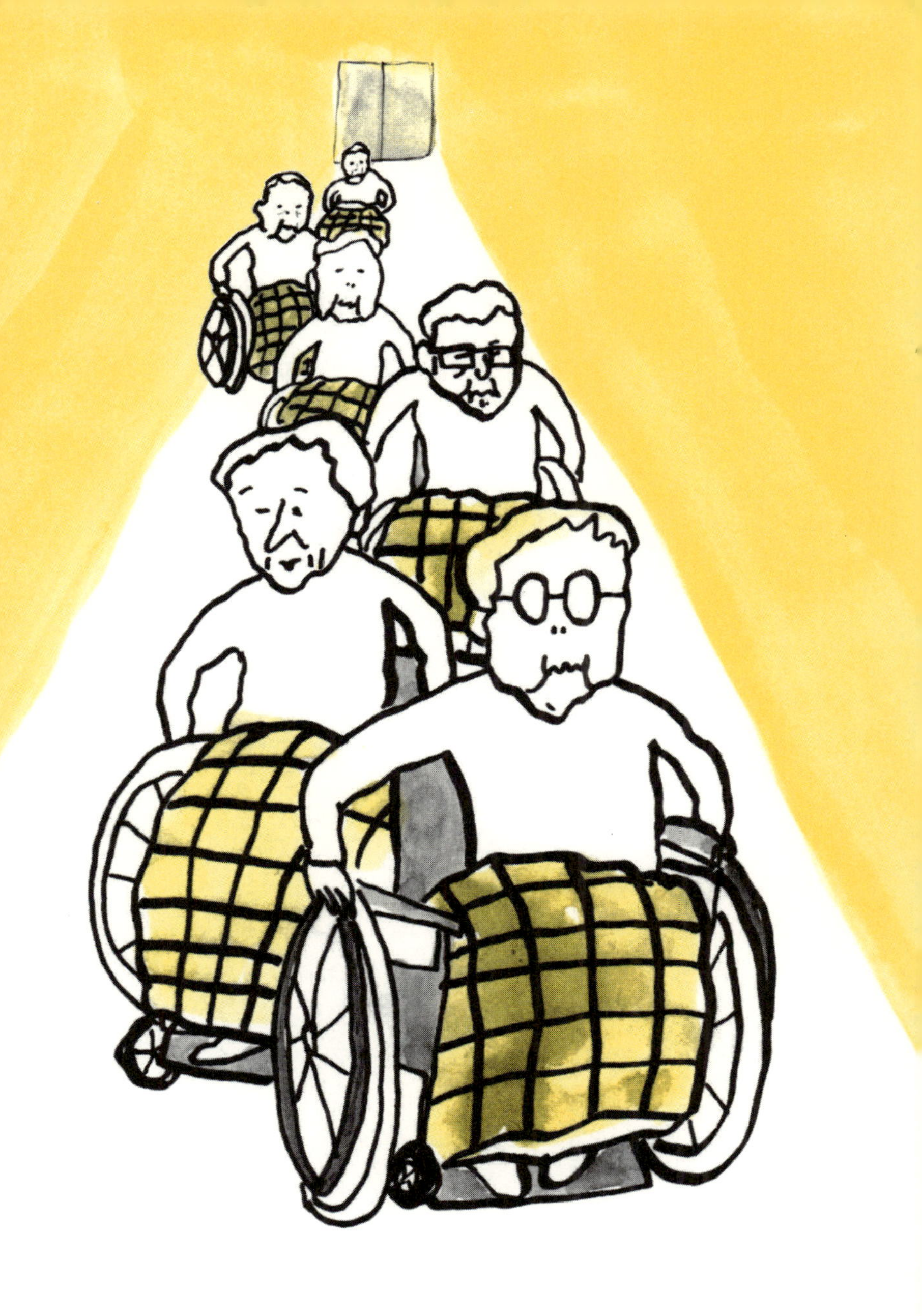

めて注文に向かう。

フードコートの周囲をとり囲むように、うどんやらラーメンやら揚げ物やらお好み焼きやらデザートやら、店舗がずらりと並んでいる。幸いフードコートは巨大で、車椅子も楽々移動できる（ある職員さんが「ここはええわ！」と思いついたんだそうな）。これらを車椅子で巡りながら、ご本人の好みを聞いていく。

ふだんのホームでの食事では、食卓に並んだもののなかから選択することはあっても、そもそもどんなメニューを食べるかについてはほとんど職員さんの裁量によっている。よくよく考えてみると、「注文」という場面がグループホームではほとんどない。それに対してフードコートでは、店選びから個々の店のメニューまで、幅広い選択肢がある。

もちろん、選択肢が多いことが必ずしもいいとは限らない。

全盲の社会心理学者シーナ・アイエンガーが『選択の科学』（文藝春秋）で明かしているように、人は多すぎる選択肢のなかでは、選択肢を楽しむどころかかえって選べなくなってしまうことがある。まして認知症の進んだ人に、さあ選べと自力での選択を押しつけることは、あまりよい結果をもたらさないだろう。

実際に見ていると、職員さんたちは、単にお年寄りに「どれにする？」と尋ねて選択の大海に放り出しているわけではない。店舗やメニューのなかから、特定の選択肢に絞り込んで、イエス／ノーで答えられるような会話に落とし込んでいることがわかる。

「あの店、うどんて書いてあるわ。うどんはどう？」

（首を振る）

「ほな向こうのお好み焼き行こか」

あるいはこんなふうに——。

「ラーメンにいろいろあるわ。塩、しょうゆ、味噌……、味噌はどう？」

（うなずく）

「ほな味噌にしよか」

味噌ラーメンが来たらその時点で、

「こしょうふっとく？　やめとく？」。

違いが個性に見えてくる

もちろん、お年寄りが積極的に「あっち」と指さしたら、そこへ車椅子を押していく。ここでは選ぶという行為は、一人でずらりと並んだ選択肢の前に立って何かを決定することではなく、誰かと会話しながら行き先を絞り込んでいくことなのである。

あちこちに散らばっていたメンバーが、ばらばらと机に戻ってくる。

それぞれの人の前に違う料理がある。

こういう光景も、実はグループホームではめずらしい。ラーメンを選んで、スープを飲むのか、具を食べるのか、麺をすするのか、それは箸でなのか匙でなのかと、思わぬ選択肢が開けていることにとまどっている人もいるし、カレーをぺろりと食べてすましている人もいる。

「あれ、ワタナベさん、もう食べてしもたん!?」

早く食べ終わった人は、じゃあデザートを求めてもう一遠征しましょうか、ということになる。ついでにラーメンを食べている人の分も買ってくる。

それぞれが異なる選択肢を選んで食事をすると、食事時間も食べる順序もふぞろいになる。でもこのフードコートでは、食事を選ぶこと、そのためにコート内を移動することもちょっとした気晴らしになっている。その結果、食事とレクリエーションが各人各様に融合した、自在な時間ができているのである。

滞在時間はたっぷり一時間半。

食事が終わると、さあっと職員さんは立ち上がり、お膳を片づけ、どこかから見つけてきたふきんで卓上を拭き、がたがたになったテーブルや椅子をあっという間に元どおりにしてしまう。知らない人が見たら、何と段取りのよい人びとかとあっけにとられるスピード。プロフェッショナルだなあ。

5 音楽が動きをひらく

語りと歌のあいだ

秋の日曜の昼下がり、阪急電車に乗っていたら、一つ向こうのドアの前からコーラスが聞こえはじめた。女子中学生が三人、楽しげにクラシックの曲をハモっている。

合唱の練習だろうか。声は小さく、車内の誰かに聞かせようという大きさではない。ごうごうと線路を走る音も響いている。しかし、彼女たちの声は明らかに目立っている。

それが証拠に、歌声にはっと目を上げたとき、わたしと同じように目を上げた乗客が周囲に何人も見えた。

けれど彼女たちは、自分たちが注目されていることなどまるで気にも留めずに、声を合わせ、一人ずつ歌って相談し、また声を合わせていく。まるで屈託がない。うらやましくなった。

わたしは、カラオケがこの世に登場する以前に小中学校時代を送った。一人で鼻歌を歌うのはなんでもないが、誰かと話しているときに、歌を口ずさむのにはちょっとした勢いや勇気がいる。

「ねえ、あれどんな歌だっけ？」といった話題が出ても、いざ歌おうとすると構え直してしまう。ところが彼女たちには、歌に入ろうとするときに、気負ったところがない。当たり前のように歌に滑り出していく。小さなコーラスを聴くうちに、ふだんのことばと歌とを区別して、歌に特別な構えをとろうとするわたしのほうが自意識過剰な人間のような気がしてくる。

声を発するのに、「語りの声」と「歌の声」とがある。

考えてみると不思議なことだ。

わたしたちはいつの間に、この二つを使い分けるようになったのだろう。

そして二つは、まったく違うものなのだろうか。

語りが歌に変わるとき

お年寄りの会話でも、ふとしたはずみに歌が出ることがある。ただ、誰も音頭をとることなく、ごく自然に歌が出る瞬間に立ち合う機会は、そう多くない。

滋賀県高島市のデイケアセンターでの回想法で、たまたまそんな場面に出くわしたことがある。その日、年末から正月明けの食べ物の話になった。餅のつくり方、きなこのまぶし方、小豆の炊き方、話題に事欠かない。六人のお年寄りが、若いリーダー、コ・リーダーを交えて話を始めて、わいわいがやがやと会話はにぎやかになった。

回想法では、原則としてリーダーが進行役となって一つの会話を参加者で分かち合うことになっている。しかし実際にやってみると、いつも全員が一人のことばに耳をすませているわけではない。

会話が盛り上がると、それぞれのお年寄りが隣の人と話し出す。

　参加者は円陣に座ったりテーブルを囲んでいるのだが、みなさん耳が遠いこともあって、いちばん近い隣の人の声のほうが聞き取りやすい。隣どうしの話があちこちで起こると、会話はいわば分裂した状態になる。


　いつも笑顔を絶やさぬ明るいトメさんも、もっぱら隣のコ・リーダーと話をしていた。そのトメさんが、ふとコ・リーダーに「七草は知ったはるやろ？」と聞いてから、手を小さく振りながら節をつけて歌い出した。

「とんとんトリと……」

　張り上げるような声ではない。語る声と同じ力、同じ大きさ。それでも歌が始まった途端に、さあっと潮が引くように他の会話が静まった。おしゃべり好きのカエデさんも、話をやめてトメさんに顔を向け直した。

「とんとんトリと、日本のトリが、渡らんさきに、七草なぐさ、とんとことんのとん」

　トメさんが歌い終わると、聞き入っていた六人はいっせいに、知っている、知らないとてんでに話しはじめる。左手にはすりこぎを持つのだ、と言う人もいる。リーダーがトメさんに「もいっかい」と促す。

　今度はお互いに手を叩いて拍子をとりながら、合唱になった。合唱が終わると、またてんでに話が始まる。左手にはすりこぎを握り、右手には包丁を持ち、野菜を調子よく刻みながら歌うのだそうだ。歌は、大向こうに聞かせるものではなく、神様に向けて歌われる。

七草がなかったら家にある野菜、ほうれん草やら水菜やらを使ってもよい。トメさんはさらに解説を加える。

「細(こま)こう刻んで、とんとことんのとんと」

後ろの「とんとことんのとん」のところだけ節がつき、トメさんは右手で手刀をつくって目に見えないまな板を叩く。

歌はオノマトペ(擬音語・擬態語)と結びつき、動作と結びついている。

歌、もっとさりげないものとして

語っていた声が歌になると、居合わせた人は、はっと耳をそばだて、歌い手のほうを向く。歌にはそんなふうに、周囲の注意を惹きつけるところがある。

小さい声で歌うとき、その声はどんなに小さくとも声帯が震えて、音の高低を伝える。一方、小さい声で語るときには、声帯は震えず無声音のひそひそ話になる。

どうやら人は、声帯を使って音の高低を強調する「歌の声」と、声の高低なしでも伝えることのできる「語りの声」の二種類を進化させてきたらしい。前者は周囲の人を惹きつけ、後者は近くの者に秘密を語る。

では、歌は、おおぜいの観客の前でおこなわれるパフォーマンスのようなものとして進化したのだろうか。人は歌おうとするたびに語りから切り離され、歌い手として大勢の聞き手を意識し、うまく歌うべく蛮勇をふるってきたのだろうか。

おそらくそうではない。歌はもっとさりげないものでもあったのではないか。

小さな集まりで、てんでに話が起こっている。そのなかで、ある語りが思わず知らず節を帯びる。

それは場にいる身近な者の注意を惹きつけ、てんでの話をひととき置かせ、耳を傾けさせる。

歌はオノマトペと結びつき、節回しに伴う身体動作を呼び覚まし、過去の思い出を体の動きとしてその場に召喚する。

呼び出された思い出のことを、またいめいが語りの声で話し出す——。

そんな融通無碍な会話の離合集散が、歌の声と語りの声によって進化の過程で産み出されてきたのではないだろうか。

七草がゆの歌がさりげなく思い出される過程を追っていくと、ふだんは物静かなお年寄りも、実は歌を自在に操る「歌う種族」ではないかと思えてくる。わたしもまた、本当はそんな「歌う種族」の末裔であるに違いないのだ。

三橋美智也、畏るべし

グループホームにギターを持っていくようになった。

レクリエーションでは、しばしば歌になる。大きな文字で引き写された懐かしの歌の歌詞を配って、それを見ながら一緒に歌う。

それはそれで楽しいのだが、歌詞集には「三百六十五歩のマーチ」(水前寺清子、一九六八年)や「川の流れのように」(美空ひばり、一九八九年)など、いまの八十代、九十代のお年寄りにはちょっと新しいかな、というものもあちこち交じっている。とはいえ、職員さんもわたしも、さほど古い歌を知っているわけではないから、こんなもんだろうと思う曲を適当に選んでいる。

グループホームにいる人びとは七十代から九十代まで、年齢層にかなり幅がある。歌は世につれ世は歌につれ。二〇歳違えば、親しんだ曲はまるで違う。しかし、自分の生まれた年より前の歌の時代感覚は、なかなかとらえがたい。

いま（二〇一六年現在）四十代半ば過ぎの人なら、小学生のときは松田聖子で、チェッカーズや光ＧＥＮＪＩが高校生くらい、二十代でCHAGE and ASKAという感覚だろう。でも、いまハタチの人にとっては、全部ひっくるめてはるか昔のメロディである（そうなんですよ、みなさん）。

さらにいえば、テクノばかり聞いていた人もいれば「スリラー」ばかり踊ってた人もいるだろう。もちろんいまあげたのだって、あくまで最大公約数的な好みにすぎない。

さて、その四十代半ば過ぎの人たちが、ハタチの人たちといつか高齢者用施設に入る。そのとき、若いボランティアの子が「おばあちゃん、懐かしいでしょう」と、いきものがかりと三波春夫を善意たっぷり歌いかけてきたらどうか。

おそらく、絶望的な隔たりを感じるだろう。

若い人には、生まれる以前の昔の歌など、どれが古くてどれが新しいかわからない。わたしにもわからない。おばあちゃんは絶望しているかもしれない。

何が好みかわからない以上は、探ってみるしかない。しかし、施設には、なんでもかかるカラオケシステムがあるわけでもない。わたしはギターはへたくそだが、歌集を見ながらコードをぽろぽろつま弾くくらいならなんとかなる。そこである日、試しにギターを持って行くことにしたのである。

カヨさんは何が好きなのか……

ギターケースを開けながら、実は刺さるような視線を感じていた。カヨさんだ。

最近入居してきたカヨさんは、なかなかキビシイ。

初めてお目にかかったときに「ホソマと申します。大学で研究をしておりまして、ときどきこちらに寄せていただいてます」と、ごくにこやかに挨拶したつもりだったが、「そんなん知らんがな」と横を向かれてしまった。

わたしはちょっとうろたえて、「こちらではみなさんのやりとりを拝見して勉強させていただいてます」と言い添えかけたのだが、みなまで言わぬうちに「そんなんどうでもええがな」と返されてしまった。

たしかに「研究」だの「勉強」だのといっても、わたしは職員さんでもなければ、家族でもない。自分が何者なのか、これといった説明ができないのである。

その後も、カヨさんとはなかなか目が合わなかった。

わたしのようなおっさんが、男手の少ないグループホームにのっそりやってきて、とくに用事もないのになんとなく距離をとった場所にいて、ときどきこそこそと何か書きつけている。入って間もないカヨさんが警戒するのも無理はない。

気にしてもしかたがない。いずれ時が解決してくれるまで待つしかないのだろう。そうは思っていても、なんだか気詰まりであることに変わりはない。

カヨさんを気にしていることもあって、わたしの伴奏はハツラツとはいかなかった。まずは、いつもグループホームで使っている大きい文字で書かれた手書きの歌集を広げて、みなさんがいつも歌っている歌にギターを合わせてみる。他のメンバーはすぐに声をあげて歌うが、カヨさんは口を開けない。

二〜三曲肩慣らししたところで、次は、本日の秘密兵器、戦前戦後の歌謡曲集を広げてみた。曲は時代順に並んでいて、発売された年が書いてある。なかなか便利だ。たとえば大正終わりの生まれのウメキさんが十代のころは、昭和一〇年（一九三五年）くらいかな、とアタリをつけて曲選びができる。反応が薄ければ、違うタイプの曲をやってみる。

裕次郎はダメ！

そうやって昭和三〇年代まで来たところで、意外なことが起こった。いつも歌う歌集にも入っていない三橋美智也の「リンゴ村から」（一九五六年）をやったら、半数以上の人が歌詞も見ずにそらで歌い出したのである。何よりも、カヨさんがこの日初めて、わたしに聞こえる声で歌いはじめた。

試しにもう一曲、三橋美智也の「夕焼けとんび」（一九五八年）をやってみた。するとカヨさんは明らかにこちらを見て、ほいほーいのほい、と歌う。

「あれ、三橋美智也お好きなんですか」

「もう大好き、ずっと聞いてたのよ」

カヨさんは昭和ヒトけた世代で、三橋美智也は昭和二九（一九五四）年のデビューである。二十代のカヨさんはこんな歌を歌っていたのか。

ならばこれもお好きでしょうと、三橋美智也と同じ時代の石原裕次郎を歌いかけてみた。しかし、カヨさんも他の入居者の人たちも、けげんな顔をしている。

「あれー、裕次郎ダメですか」

「うーん、あれはなんていうか、男の人が歌う感じの曲だったわね」

「そうそう、男の人が好きな感じ」

男の人が好きな感じ、という言い方は初めて聞いた。裕次郎の日活アクション映画はちょっと不良っぽい雰囲気で、三橋美智也に比べると、なんというか、ワルい感じの曲が多い。「男の人が好きな感じ」というのは、たぶんそのワルい感じのことなのだろう。

では、と三橋美智也の「古城」を歌いかけてみると、意外なことにほぼ全員がそらで歌い出した。そういえば、このグループホームがあるのは城下町だった。

結局、三橋美智也を次々に歌って、その日のレクリエーションは終わった。正直なところ、うろ覚えでおぼつかない伴奏だった。

今度はもっと勉強してきます、と言うと、カヨさんが、「ありがとう」と声をかけてきた。ようやく〝勉強〟にＯＫが出た。

真似から即興へ

神戸に、音楽療法士の沼田里衣さんらが主催している「音遊びの会」というグループがある。自閉症やダウン症などさまざまな障害を持つ人びとと音楽家とが即興で音楽をつくっていく会で、スタートしたのが二〇〇五年だから、もう一〇年以上の歴史がある。現在、スタッフも入れると四〇人余りの大所帯。

わたしは二〇〇六年からこの会の公演を観ていたのだが、気がつくとメンバーに入っていて、実は二〇一三年のロンドン公演でも演奏に加わった（ＮＨＫ・Ｅテレの「ハートネットＴＶ」でそのロンドン公演の様子がくわしく紹介された。http://www.nhk.or.jp/heart-net/tv/calendar/2013-10/28.html#breadcrumb）。音遊びの会の活動に関心を持った時期は、ちょうど高齢者向けグループホームでの観察をしはじめた時期と重なっており、それぞれで感じたことが相互に影響を及ぼし合うようなところがあった。

その一つは、この本の冒頭で触れた「真似」に関することだ（一四頁参照）。

真似する者とされる者が裏返る

即興で音楽を組み立てていくときに、しばしばきっかけになるのは、相手のやっていることを真似することだ。

メンバーが気まぐれにトントン、と叩く太鼓に、こちらがトントン、と真似てみる。すると、「おっ」と相手の注意がこちらに向く。またトントン、と叩くので、こちらもトントン。やがてトントンの応酬になる。

けれども、「即興」としては、これはほんの入口。今度はわざと応じずに様子をうかがってみる。相手は少し意外そうな顔をする。そこにちょっと間をおいて、トントン、とやってみる。すると、トントン、と今度は相手がこちらに応じて返してくる。でたらめでない証拠に、こちらがトントンとやったあとに、必ずトントンと返してくる。

簡単なことだけれど、こうして真似する側とされる側は逆転する。この〝逆トントン〟ができたら、今度は相手のトントンにくっつくように、すばやくトントンとやる。すると真似する側とされる側はふたたび逆転する。

実は、する側される側の区別は、ちょっとした間のとり方でどちらにも転ぶことがわかってくる。間のとり方を即興で変えてみる。ここまでくると二人の演奏に、立場を自在に入れ替えるおもしろさがあらわれる。

もちろんメンバーによって好みの音の音色や大きさやリズム、タイミングは違うし、注意の向き方も違うわけだが、そういう個性があるのは音楽家とて同じこと。というより、そういう個性をお互いに見出していくのが音楽というものだったりする。

即興体操はいかが?

この、真似する者とされる者の関係がタイミングによって裏返るという感触は、実はお年寄りとのつきあいでもしばしば体験されることだ。

たとえば、レクリエーションでラジオ体操をしている。マツさんが、腕を左右に回して、というところで次の動作がわからなくなっている。このとき、最初の出だしをちらとやってマツさんの様子をうかがう。マツさんが「ああ」とついてきたら、こちらは続きをすぐにはやらずに、マツさんのやることを見て、逆にそちらについていく。

こうすることで、最初はマツさんがこちらを真似していたのが、今度はこちらがマツさんを真似することになる。

「はい、マツさんについていきますよー」と言って、マツさんの振付が少々違ってもそのまま真似していく。

正規のラジオ体操からすれば逸脱なのだが、これを即興体操の場と考えるなら、むしろ新しい振付の萌芽である。その動きがおもしろければそのまま採用して、次回も同じところで同じ動きでやってみる。

真似は即興へ、ずれは創発へ

「真似」というと、相手のやったことのすべてを正確に真似ることをついつい想像してしまうけれど、わたしたちはたいてい、相手の行為のごく一部の側面を切り取っている。

たとえば、トントン、という太鼓のリズムを拾い上げるメンバーもいれば、その音の強弱に興味を示すメンバーもいる。人によっては、太鼓にはあまり関心を示さないのに、パフ、と自転車のクラクションを鳴らすと腹を抱えて笑ったりする。あるいは、誰も気にとめない（だけど実はけっこううるさい）空調のわんわん言う音を拾い上げて、うーうー、と歌う人もいる。

真似は、単に相手をなぞることではなく、真似する側の人の注意の向き、注意の変化をあらわしている。真似し合うということは、いわば、お互いの注意のあり方をナビゲートし合うことだといってもいいかもしれない。

相手の予期をはずすような行為をすると、それがはっきりした意図を持ったものであれ、ふとしたはずみで出たものであれ、真似のループから脱した動きになり、お互いが新たな注意のあり方に気づく。ここが即興のおもしろさなのだが、そのおもしろさは、実は日々の営みのおもしろさにつながっているのではないかという気がしている。

ロンドンでは、メンバーの翼くんと「演奏」をした。正確には、演奏というよりは、目の交わし合いのようなものだった。

二人でステージに上がったものの、あらかじめ何をやるかはまったく決まっていない。

翼くんがこちらに目を向けると、こちらも翼くんに目を向ける。翼くんがそらすと、こちらもそらす。

それを何度かやってから、わたしはそばにあったウクレレをなぜか取り出してから、ぽーんと一弦弾いてみた。

翼くんがこちらを向く。見つめ合ってからまたぽーん。

翼くんはまだこちらを見ている。それで、お互い見つめ合ったまま、すうっとウクレレを差し出した。

奇妙な緊張が続く。どうする？　どうする？

翼くんの胸元までウクレレが近づいたとき、彼がふっと目をそらしたので、わたしも目をそらした。そのとき、彼はすっと気が抜けたようにステージからそでに小走りに去った。ロンドンの観客が「わっ」と笑い、わたしはウクレレを差し出した姿勢のまま固まっていた。さらに笑い。

結局、翼くんは一音も発しなかった。しかし翼くんとわたしとのやりとりから、耳の肥えたロンドンの観客は「音楽」を感じとったらしい。

日々のやりとりを切り取ると、そこに音楽的な時間の構造があらわれる。

それは音楽に関心のある人に届く。

その感性に国境はない。

ルール自体を即興する

神戸の「音遊びの会」イギリスツアーで印象深かった一つは、ノードフ・ロビンズ・センターでのワークショップだった。

ポール・ノードフとクライヴ・ロビンズといえば、音楽療法の世界では知らぬ人はいない。二人は、一九五〇年代から発達障害を持つ児童をはじめとするさまざまな人びとと音楽をつくり上げる試みをしてきた。二人の手法の大きな特徴は、音楽をただ譜面どおり演じるのではなく、その場にいるグループによって即興性を重視した音楽をつくり上げていくというものだ。

その二人がロンドン郊外に創設したノードフ・ロビンズ・センターでは、既成の曲を学ぶのではなく、その場で音楽をつくり上げていく過程が療法のベースになっているという。音楽療法士の沼田里衣さんが音遊びの会を即興音楽に重心を置いて立ち上げたのも、そもそもはこのノードフ・ロビンズの方法に影響を受けてのことだった。

……という話は、沼田さんから聞いて知っていたものの、その「療法」の中身がどんなものかは、わたしはよく知らなかった。わたしだけでなく、音遊びの会のメンバーも親御さんたちも、「ノードフ・ロビンズ」という固有名詞を今回初めて聞く人がほとんどだった。

いったいどんな「即興」なのか？

実際にセンターを訪れると、閑静な住宅街に建てられた研究所といった外観で、大小の部屋を設えた美しいフロアに充実した楽器の備品、そして音楽とマネジメントに通じた細やかなケアができるスタッフ陣容と、うらやましいかぎりの環境だった。一方、日本では、音遊びの会のように、一〇年以上にわたってワークショップやコンサートを成功させてきた会でさえ、資金調達に苦労し、運営を支えているスタッフは基本的にボランティアだ。

運営形態の違いもさることながら、興味の中心は、ワークショップの内容そのものにあった。「即興音楽」を手がかりに、長い伝統を培ってきたノードフ・ロビンズ・センターでの音楽のつくり方は、音遊びの会での音楽のつくり方とはたして同じなのか。もし違うとしたら、その違いはどこにあるのか。

まずワークショップが始まってびっくりしたのは、「即興」とはいっても、かなりプログラムの内容がはっきりしていて、既成の曲もいくつか使われていたことだ。

部屋に入ると、ノードフとロビンズがかつて療法のためにつくったスタンダードナンバー「何かが起こってるSomething is going to happen」の日本語と英語の歌詞が書いてあり、ディレクターのゲイリー・アンスデルさんがピアノを伴奏しながら、みんなで歌うよう促す。

音遊びの会では、みんながいっせいに好きな音を出す、というウォームアップはあるけれど、何か既成の曲を合わせるということはほとんどやらないので、なんだか面映ゆい感じがした。でも、初めて聞いたこの曲を、けっこう楽しそうに唱和しているメンバーもあちこちにいて、やっぱり長いあいだ愛唱されているだけのことはあるなと思った。

「one by one」の楽しいルール

次にやったスタンダードは、「ドラムを叩きましょう Let's beat the drum」という歌。これもノードフとロビンズの曲。

「ドラムを叩きましょう、one by one by one by one（一人が一回ずつ）」という歌詞なのだが、英語の意味がわからなくともセンターの卒業生でスタッフでもあるアリソンさんが「one」と言いながら太鼓をメンバー一人ひとりに差し出し、相手が叩いたら「by」でさっと引っ込めて次のメンバーに「one」と差し出すので、見ていればすぐ、「あ、一回ずつ叩けばいいのだな」とわかる。それだけでなく、一回叩くことが、あたかも太鼓が引っ込んで次の人へと移動する動作の合図になっているようで、そのおもしろさも伝わってくる。

これにはメンバーたちもおおはしゃぎだった。ふだんはそれほど人のやっている曲にのめりこまない翼くんも、太鼓がやってくると目を輝かせてぽんと叩く。

曲の構造もよくできているのだが、アリソンさんの太鼓の差し出し方がまたうまいのだ。相手の視線をとらえたと思った瞬間にさっと距離をつめる。相手の注意がスタッフに向けられた次の瞬間には、もう太鼓が差し出されている。

どんな間合いだと注意が向くかは、メンバーによっても違うし、わざとタイミングをはずすのを楽しむ人も出てくる。既成の曲とはいっても、叩くタイミングがそのときそのときで変化するという点では即興的なのだ。

逸脱を包含する新しいルールもあり！

リズムよく進んでいたこの曲だが、途中でちょっとおもしろい展開があった。

ひととおりメンバーに叩く番が回ったところで、メンバーの一人である藤本優さんに太鼓が差し出された。そのとき、ちょうどＮＨＫの撮影クルーが、藤本さんのプレイを映そうと近づいた。藤本さんはカメラが自分を映しているのに気づくと、いつもすごく張り切るのだ。

いや、このときは、張り切るなんてもんじゃなく、両腕を交互に大きく振り上げはじめた。そして叩きはじめると、もうカメラなど関係なしで盛り上がってきた。喜色満面の笑みを浮かべて、まるで祭り太鼓を叩くように一人で、ぽーんぽーんと叩く。全員大爆笑だ。

アリソンさんもあっけにとられながらも、藤本さんが叩くにしばらく任せている。「一人一回」というルールを遵守するのがこの曲の決まりだとしたら、これはもう破綻している。しかし藤本さんの叩きっぷりは、明らかに先ほどまでの、ちょっとおすましだった場の雰囲気を一気に和やかにした。

アリソンさんは、藤本さんが満足するまで太鼓を差し出し続けて、一息ついたなというところで、ふたたび「レッツ・ビート・ザ・ドラム！」と歌い直して、すらりと太鼓を移動させながら他のメンバーにテンポよく回しはじめた。

このへんはさすがだなと思った。ルールを押しつけるのでなく、一回ずつ回す楽しさをもう一度思い出させるようなエレガントさがある。

曲が終わってみると、まるで藤本さんの猛演奏が間奏であったかのような、不思議な構造になっていた。もちろん、そんな楽譜があったわけでも打ち合わせがあったわけでもない。

そうか、一回ずつでもいいし、叩きたくなったらどんどん叩いてもいい。単にルールが崩壊したというよりは、その場で新しいやり方が生成されたような感じだった。

その先のヘイ・ジュード

音楽の即興は、介助の先に「創意」が生まれることに似ているかもしれない。

たとえば、入浴してもらおうとする。午後の決まった時間に入浴を設定して、湯も沸かした。さあ入ってもらおうと声をかけると、「今日は、いらない」と言われてしまう。じゃあやめましょう、で終わることは少ない。やめておくか、やっぱり入浴してもらうのかは、その先におこなうお互いのやりとりによって変わってくる。

長く介助をしている人ならいくつもの手立てを持っているだろう。

「沸かしちゃったから入らない?」

「もうちょっと経ってから入ってみる?」

こんなことばで気が変わるかもしれない。

一度立ってもらってお風呂のそばまでいくと「やっぱり入ろか」となることもある。

あるいは、気が向かない理由を聞いてみてもよい。これは相手の今日の調子を聞くチャンスでもあり、こちらが無意識にとった入浴をためらわせる行動に気づくチャンスなのかもしれないから。それでもダメならいまはさっさと身を引いて、少し経ったらまた聞いてみる。

相手はどんなタイミングで何を返してくるか

こうしたさまざまなオプションをとるときに重要なのは、これらは相手の行動と無関係なただの一方通行のマニュアルではない、ということだ。

介助者は、こちらのしてほしいことを単に伝えるだけでなく、こちらのことばや動きに対して、相手がどんなタイミングでどんな表情や動きを返してくるかに注意しながら、次にやることを瞬時に決めていく。もしかすると、そのあいだに、いままでやったことのない新しい方法を思いついて、それをやってみることになるかもしれない。

認知症の介護は創造的なプロセスだとよく言われる。介助には準備もあるし、予期しているやりとりもある。けれど実際にやってみると、やり方はそのつど微細に違っている。予期したのと違うことが起こった先に、そのときの「創意」が開けている。

これが音楽の即興に似ている。

即興もまた、ただのでたらめではない。たとえ初対面でも、お互いそれまでに何らかの対人経験を持っている。ワークショップを重ねれば、お互いの出方もわかってくる。楽器も用意されている。場合によっては譜面さえ。

それでも実際に音を出してみると、まるで違うことになる。そこから先は相手に注意しながら、次に出す音を（出さない音を）瞬時に決めていく。

ライブ「図形楽譜」

ここで前項のノードフ・ロビンズ・センターでのワークショップの話に戻ろう。

すでに述べたようにこのセンターは、即興をベースとした音楽療法で世界に知られている。そこに、メンバー一人ひとりの個性的な即興の方法をベースにした神戸の「音遊びの会」が訪れた。音遊びの会には唯一、譜面を使う即興演奏がある。森本アリさんのスライドトランペットと藤本優さんのトロンボーンのデュオだ。

藤本さんはいつもはメロディのある曲を吹くことはほとんどないのだけれど、アリさんが書いた直線や曲線の並んだ譜面を見ると、その線の方向や長さに合わせて曲を吹く。この「図形楽譜」はすでに十数曲あって、アリさんと藤本さんがこれを吹くと実に息がぴったりなのだ。

さて、この演奏を見ていたセンターの二人のスタッフが、「一つアイディアを思いついたんだけど」と言って、次のセッションで大きな模造紙とマジックを持ってきた。

藤本さんがトロンボーンを持って模造紙の前に立つ。スタッフがマジックで模造紙に線を描いていく。打ち合わせはない。しかし驚いたことに藤本さんは、描かれた線を追ってどんどん吹きはじめた。

彼がそんなふうに吹くのを見るのは初めてで、これにはかなり驚かされた。

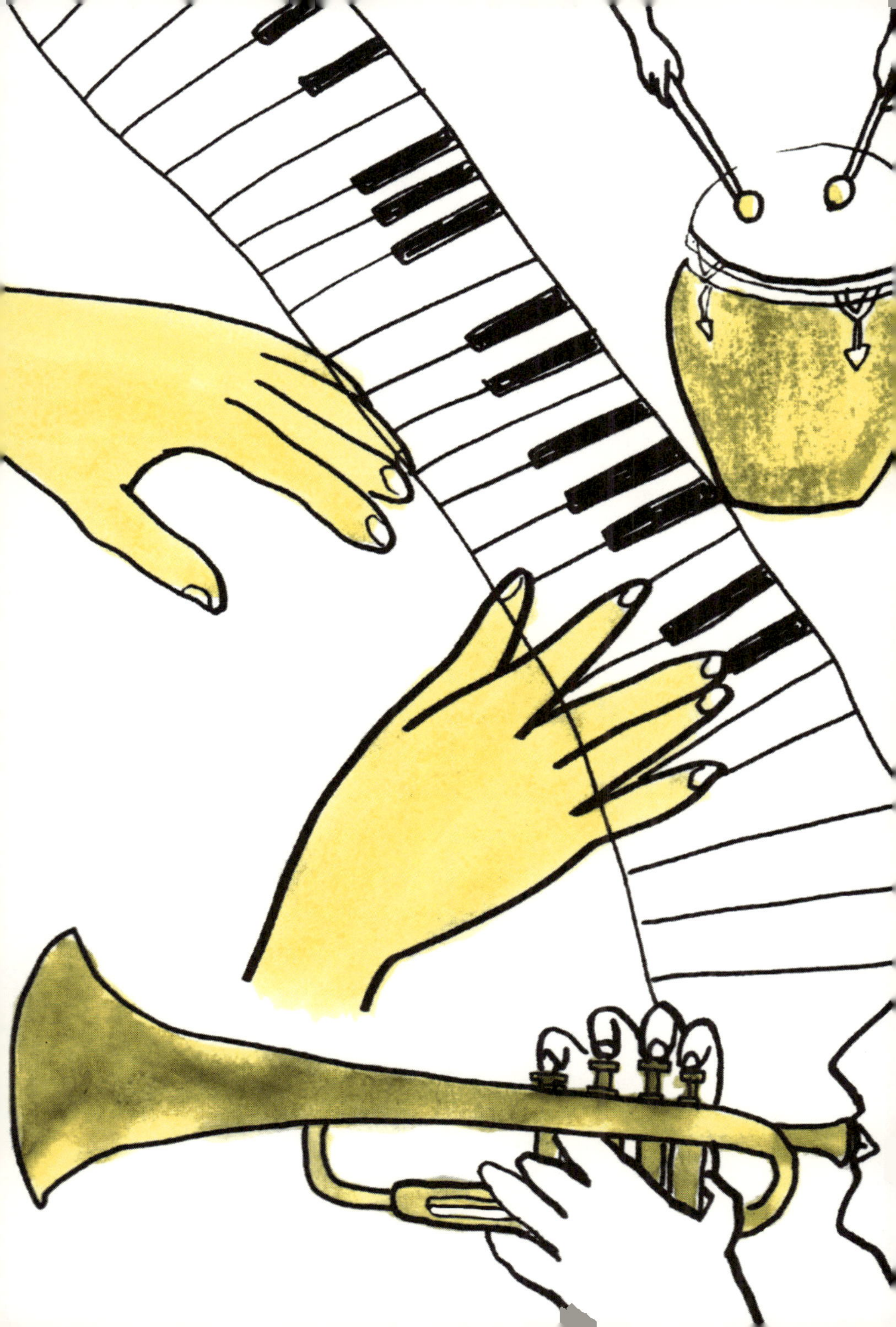

そうか、「図形楽譜」の先にこういう可能性も開けていたのか。
これはセンターの人たちに一本とられた感じだった。

藤本さん、吹いちゃえ！

ワークショップの最後には、センターのディレクターであるゲイリー・アンスデルさんが、ビートルズの「ヘイ・ジュード」をピアノで演奏しはじめた。日本から同行したミュージシャンは、お互いに顔を見合わせた。

イギリスでなら、この超有名な曲は誰でも知っていて誰でも演奏できるかもしれない。しかし、日本ではそうとは限らない。そこにいる日本のミュージシャンはもちろん全員演奏できる。けれど音遊びの会の若いメンバーのほとんどは知らない。実際、曲は進み出しているけれど、ほとんどのメンバーはどうしようかと音を出しあぐねている。

では、けっこう複雑なコードとメロディを持ったこの曲を、いま、ほんの数分間であろうセッションのなかで一生懸命メンバーに伝えたとして、それはおもしろいことになるだろうか。いわゆる「教える／教えられるの関係」に陥ってしまうのは目に見えている。

……というようなことをわたしは数秒のうちに感じたし、おそらく他のミュージシャンもそうだったに違いない。「どうするよ」なんてことばも、ちらと口走ったかもしれない。

いつもは真っ先に吹き出すトロンボーンの藤本さんまで、ちょっと吹くのをためらっている。

そのとき、正確なことばは憶えてないけれど、ギタリストで作曲家の大友良英さんが言った。

「いいよ藤本さん、吹いちゃえ」

するとは藤本さんは、ぶわっ、ぶわっ、ぶわっと体を揺らしながらトロンボーンを鳴らしはじめた。いま演奏されている音楽のリズムをすくいあげながら吠えるように吹く。これは、藤本さんが音遊びの会のビッグバンドでしばしばとるやり方で、これを聞いたメンバーは途端に、パーカッションやラッパで和しはじめた。

ゲイリーさんの弾きはじめたリズムは、にぎやかなマーチになった。気がつくと、もう「ヘイ・ジュード」のメロディはどこへやら、うねるようなフォルテが部屋を揺らしている。センターのスタッフもこれに和す。

たぶん、この部分だけ聞いたら誰も「ヘイ・ジュード」とは思わない。でも、これはたしかに「ヘイ・ジュード」の、その先にあったものだ。

6 持続と変奏

——彼らのやり方

スリッパという曲芸

あちこちの施設にお邪魔すると、たいてい玄関でスリッパに履き替えることになる。わたしはスリッパが苦手で、すぐに脱げかけたり、つまずきかけたりする。出先でも、せっかく用意してもらったスリッパを、いつの間にか脱いで裸足になっていたりする。上履きをいつも鞄に入れて持ち歩けばいいのだが、毎日使うわけでもないし、なんだか大層なので、つい忘れてしまう。

ヒデトくんとの共同作業

スリッパといえば、ヒデトくんのことを思い出す。

ヒデトくんには、ずっと前、わたしが学童保育の観察に通っていたころに会った。あくまで「研究観察」という建前で関わっていたのだが、「今日は人手が足りなくて……」と職員さんに言われると、実際には「はいはい手伝いましょう」ということになった。そのときに、ヒデトくんのトイレも何度かお手伝いした。

中学一年生のヒデトくんの左脚は自由がきかなかった。一方、右脚は力が入るので、歩行器を使わずに、介助する人の腕をつかんで歩く。わたしが手伝うのはごくたまのことで、明らかにいつものボランティアの人がついているときと、歩き方が違っていた。わたしの体の差し出し方が、かなりぎこちなかったのだろう。

トイレの入口でちょっと手間どる。体がうまく動かないことへのかすかな含羞と残念さが、ヒデトくんの顔にあらわれて「スリッパ」とつぶやく。

学童保育センターのトイレの床は旧来の学校のようなタイル張りで、入口でスリッパを履き替えるしくみになっている。あわてて足下を見ると、スリッパが少し歪んで並べられており、スリッパの向きが足とうまく合っていない。

ヒデトくんの左足は力が入りきらないので、体軸の正面から投げ出すように左足の爪先をスリッパに入れようとする。だが、スリッパの角度がずれていると履くことができないのだ。

そのことにようやく気づいて、わたしはあわててスリッパを置き直した。ヒデトくんは「やった」とこちらを見て、少し照れ笑いする。

「やった」ということばは、ヒデトくんに向けられると同時に、わたしにも向けられている。それが、こちらへの照れ笑いで一挙にわかる。かくしてわたしの拙いお手伝いは、ヒデトくんとの共同作業へと昇格する。

ヒデトくんは大人だなあと思う。

スリッパ、この複雑な履き物

スリッパというのは、実に難しい履き物だ。

スリッパを履こうとするには、スリッパに爪先を滑り込ませなければならない。このとき、足のほうはスリッパの内部を前方に移動しなければいけないし、スリッパのほうは固定されている必要がある。

しかし、この「固定」というのが難しい。スリッパを使う場所の多くは、タイル張りだったりツルツルの床だったりするからだ。宴会などで大人数がスリッパを使うときに上がり口がぐちゃぐちゃになっているのを見れば、いかにスリッパが slippery（滑りやすい）な履き物であるかがよくわかる。

スリッパを動かさないで、そこに爪先を差し込むには、足の裏をわずかにスリッパから浮かせて、スリッパとの接触を少なくした状態で足先をもぐりこませる必要がある。しかし、これはヒデトくんにとってはかなり微妙なコントロールを要する作業である。スリッパが床を滑って、差し込もうとした爪先とともに前に動くので、スリッパを蹴る格好になってしまうのだ。

そこでわたしはヒデトくんを腕で支えつつ、片足でスリッパの先っぽをちょんと踏むことにした。これで、スリッパは床に固定される。ヒデトくんは足を踏んだり浮かせたりしながら、徐々にスリッパに爪先を入れていく。

ヒデトくんはまた「やった」と言って笑う。

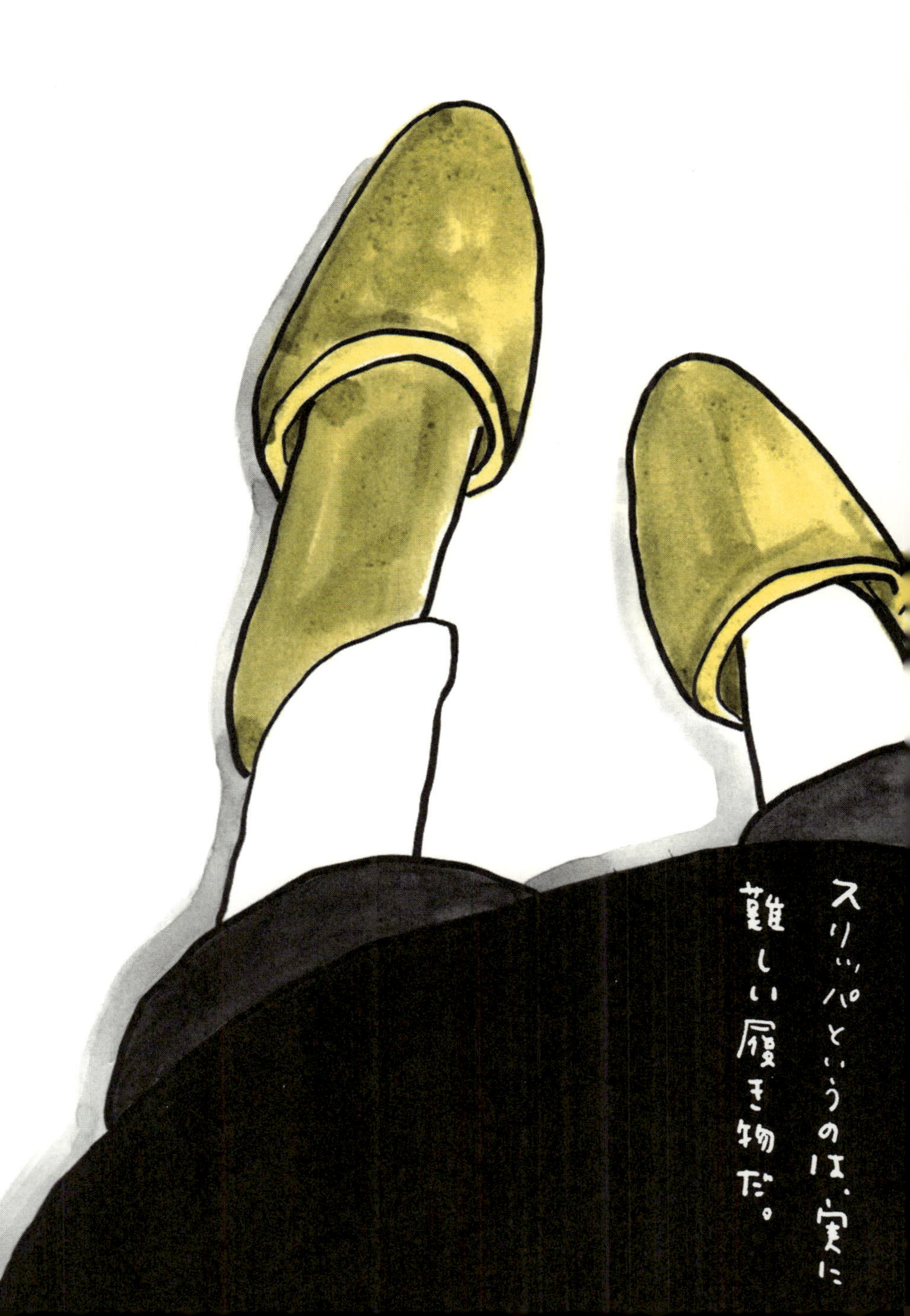
スリッパというのは、実に
難しい履き物だ。

ペタペタの正体

いつもわたしが自分で履くときは、こんな細かいことはまったく意識しない。ただなんとなく履きにくいと思っていたのだが、ヒデトくんと歩くと、スリッパはなんとも複雑な履き物であることがわかる。

歩行も難しい。脚を踏み上げると、スリッパと床との摩擦がなくなり、足先からスリッパが抜け落ちやすくなる。うっかり脚を前方に振り上げると、スリッパがお天気占いよろしく飛んでいってしまう。だから、スリッパを完全に床から離さないように、少し引きずることになる。ヒデトくんが脚を前に出すときは、ず、ず、と床を引きずって、床の摩擦を確保した状態で移動する必要がある。

わたしが歩くときはどうだろう。

スリッパ歩行では、踏み上げるごとにかかとが浮き、スリッパ内での爪先の位置がずれる。それで着地した瞬間に、爪先をスリッパに突っ込み直すことになる。そのとき、スリッパのうしろがかかとに当たって「ぺたん」と音がする。

病院や学校のスリッパ歩行が、なんだか間が抜けているのは、一歩一歩にスリッパの位置をそのつど調節するという煩雑な行為が織り込まれているからだろう。いわば脚を踏み出すたびに、スリッパを履き直しているのである。それがあの、ペタペタという間の抜けた音なのだ。決してほめられた歩き方ではない。

「スリッパなしで入っていいよ、出がけにぞうきんで足を拭けばいいから」

ヒデトくんにそう提案してみたが、「やっぱ履くわ」と言う。そうだよね。スリッパなしでトイレってのは、やっぱり抵抗あるよね。

いま考えてみると、もっと床をしっかり摩擦でとらえることができ、かつ足が楽に入る、下駄のようなものがあるとよかったのかもしれない。けれどそのときは、そういうことをスタッフに提案するなどということは思いつかなかった。

いまもわたしがスリッパで歩くと、ペタペタとにぎやかな音がする。爪先にある、かつてヒデトくんが慎重に探っていたスリッパ空間を、わたしは台無しにしているような気がする。

ヒデトくんにとってスリッパは不便きわまりない履き物だったろう。けれど、彼は自分の脚の可能性を探るように、その不便さと慎重につきあっていたのだ。

ポテトとポッキー

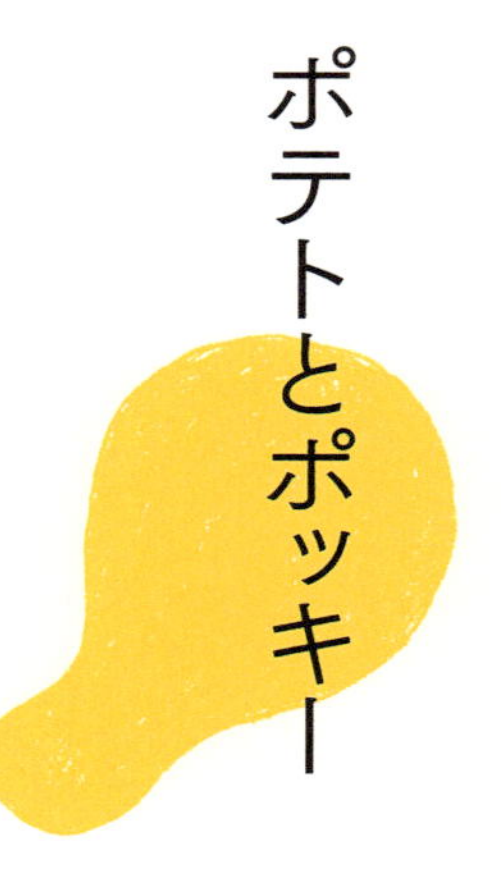

介護施設や学童保育では、食事やおやつの時間に、複数の人が「同じメニュー」を食べる。当たり前のようだが、これはなかなかおもしろい体験だ。食べものが同じであることによって、食べる人の個性がそこにあらわれるからだ。

ショウタくんはUFOキャッチャー

ある障害者向けの学童保育でのこと。おやつの時間にポテトスティックが出た。いつもは何の気なしに食べているお菓子だけれど、子どもたちといっしょに食べると、自分がこうしたお菓子を食べるときに手をどのように動かしているかを、あらためて意識させられることになる。

たとえばショウタくんは両手の指がうまく動かないので、親指と人さし指で「つまむ」ことができない。彼がものをつかむときは、たいていパーかグーだ。ポテトスティックが容器に入っているのをつまみだすのは、難しい。

スティックを皿の上にあける。するとショウタくんの腕先は、手のひら全体で皿に近づいていき、ポテトスティックに触れたところでパーからグーに変化する。

このやり方でUFOキャッチャーよろしくつかむことができればよいのだが、ショウタくんは腕を近づけるスピードを加減しないので、つかもうとするたびに手が皿に激突し、スティックが飛び散ってえらいことになる。ショウタくんは、手のひらに少しだけつかみとったスティックをぺろんと食べる。手のひらが唾だらけになっている。

そんな様子を見ると、逆に、なぜ自分が手を唾だらけにせずに食べることができるのかが不思議になってくる。そもそも、自分が何かを食べるときにどんなふうに手や指を使っているかなんて、ふだんは反省して考えない。

試しに目の前にある皿の上のポテトスティックを、少し意識しながら、でも、できるだけいつもやっているような自然さで、ひょいとつまんでみる。そうか。わたしの場合、使っているのは親指・人さし指・中指の三本だ（読者のみなさんもよかったらやってみてください）。そしてスティック全体をつかむのではなく、端のほうだけをつまむ。

これを口に持っていくときは、スティックの指から突き出た部分だけを口で受け取り、そこから上下顎の運動と三本の指の運動を連動させ、少しずつスティックを口内に送り込んでいる。親指と人さし指で最後のかけらを口に押し込んで、ようやくたいらげる。

たかがポテトスティック一本に、ずいぶんと複雑で馬鹿丁寧なことをしている。グーとパーの

ショウタくんの場合

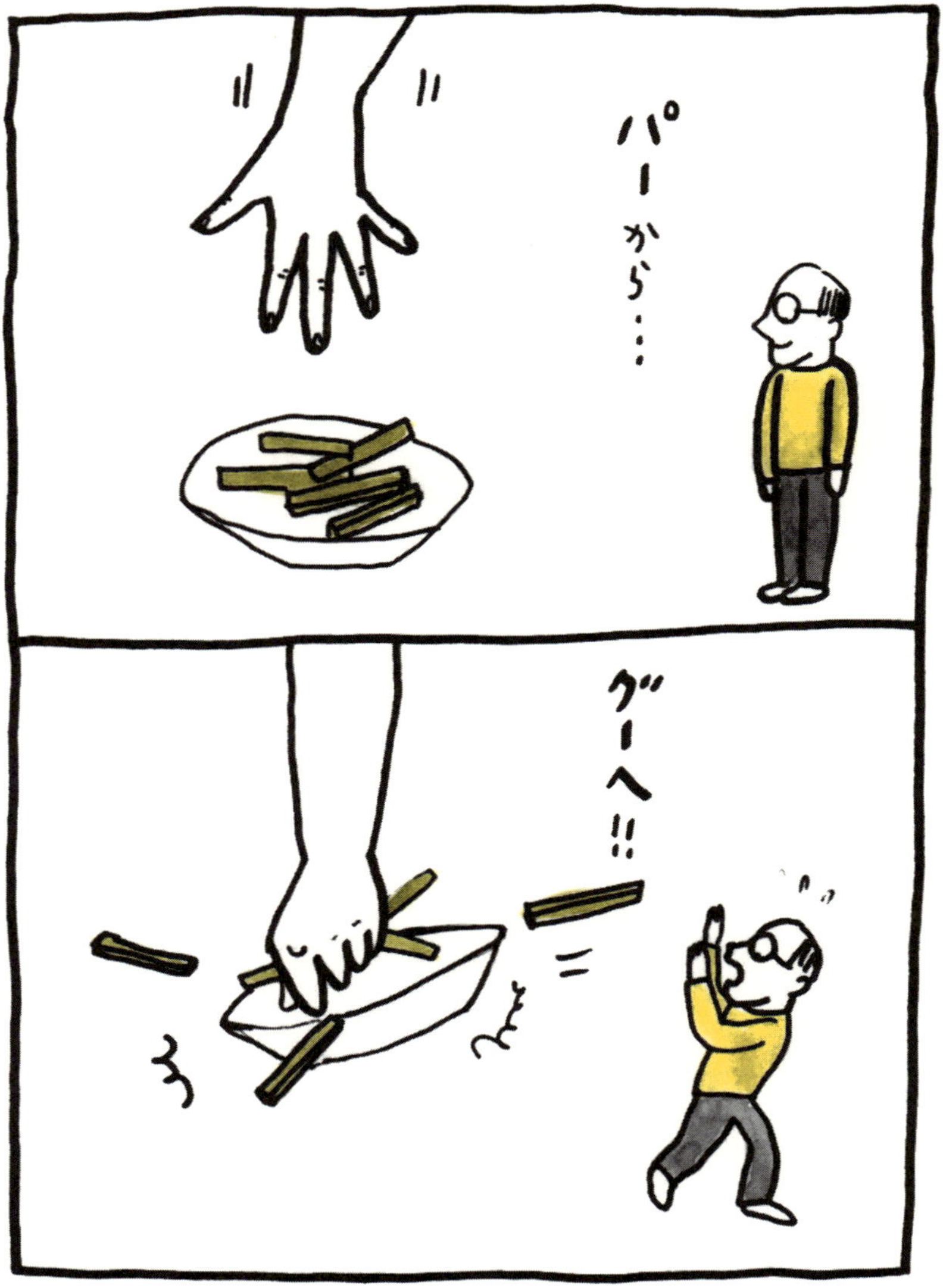

パーから・・・

グーへ!!

ショウタくんのほうがシンプルでいいんじゃないかという気がしてくる。

アンリちゃんは幅広クリップ

アンリちゃんは、滅多にしゃべらない無口な子だ。

彼女もあまり指の力が入らないのだが、ショウタくんほどワイルドではない。親指と他の指とのあいだでスティックをつまもうとする。が、やはり難しいらしい。

いったん親指で挟みかけて、スティックを落としそうになる。「あっ」と思ったら次の瞬間には手のひらを返して、スティックを手のひらに乗せている。それを上から人さし指・中指・薬指で押さえる。

グーのように指先を握り込むのではない。各指の第一関節はあくまで伸ばされており、ちょうど幅広のクリップで挟みこむように、人さし指・中指・薬指と手のひらとで両側から挟みこむのである。

スティックは長いので、手のひらの端からはみ出る。この状態を保ったまま、アンリちゃんは手首を口に近づけて、はみ出たスティックを口で受け取る。ちょっとぎこちないやり方だけど、これなら、皿からスティックを手で取り上げて、しかもこぼさずに食べることができる。

リョウタくんは他人の指を使う

別の日には、ポッキーが出た。またまたスティック状のお菓子だが、これはポテトスティックと

アンリちゃんの場合

POTAN

親指と他の指で
はさんで・・・

あっ
落ちる！！

くるっ

はちょっと違う。なぜなら、ポテトスティックならどちらの端からかじりついても同じだが、ポッキーにはチョコのついている側とついていない柄のほうがあるからだ。

リョウタくんはどうするかなと思って見ていると、自分では直接皿に手を伸ばさない。スタッフがポッキーを取ると、そちらに目線を向ける。それで、スタッフはつい、リョウタくんのほうにポッキーを差し出す。

リョウタくん、ぱくりと食べてしまう。

もちろんスタッフが手にしているほうが柄で、リョウタくんがぱくりとやるほうがチョコのついている側なのである。

「リョウタくん、ずるいなあ」と、スタッフは手に残った柄を見て笑っている。

たしかにずるいのだが、巧妙なやり方でもある。スタッフはチョコで手を汚さずにすむし、リョウタくんはおいしいチョコの部分を食べることができる。

アンリちゃん、ポッキーはどうする?

アンリちゃんは、「端からチーッ」と格闘している。紙箱のなかのポッキーはさらにプラスチック包装で小分けされていて、袋を端からチーッと破らなければ中身が出てこない。この「チーッ」が難関なのだ。

左手は袋の本体を持ち、右手は例のクリップばさみの要領で袋の上をつまんで引っ張っている。それを見たスタッフが、アンリちゃんの右手に手を添えて、引っ張るのを手伝おうとした。

するとアンリちゃんは、袋が開ききらないうちに、突然、左手を離した。袋がぶらんと二人の右手の下でぶらさがる。二人の手が止まる。

さらにアンリちゃんは、自分の右手を持っているスタッフの右手を少し押した。スタッフは手を引っ込める。彼女は、ふたたび自分一人で袋と格闘しはじめた。

アンリちゃんの手を使ったコミュニケーションに、わたしは感心してしまった。

彼女の手はあまり力が入らないから、そのままだと手伝おうと手を添えたスタッフの力で袋は開いてしまう。

でも、左手を離すことで、袋を破るという動作が中断され、スタッフはハッと異変に気づく。

その機を逃さず右手で少し押せば、それは手伝われることへの拒絶だとスタッフに伝わる。

アンリちゃんは結局、時間をかけて袋を開けてから、少し傾けて柄を袋の外に出し、それを「クリップづかみ」してから、満足そうにポッキーのチョコの部分をパクつき出した。

畑を耕すように描く人

滋賀県甲賀市の「やまなみ工房」にお邪魔した。

やまなみ工房は知的障害のある方々がさまざまな作業をおこなう施設だが、なかでも絵画や陶芸、刺繍など創作活動をおこなう工房をいくつも持っているところに特徴がある。六十数人の利用者の方々が、日々作品づくりに取り組んでおられる。

最近では、彼らの作品が「アウトサイダー・アート」として、国内のみならず国外でも取り上げられるようになってきた。この呼称はしばしば使われるのだけれど、「アウトサイダー」ということばがどうもしっくりこない。

自分は「インサイダー」だろうか？

そう自問するとうまく答えられなくて、わたしは「アール・ブリュット」と言ったり「エイブル・アート」と言ったり、呼び名は飛ばして、それぞれの作品についてごにょごにょと話しはじめてしまう。

そのごにょごにょのことを書こうと思う。

制作過程が気になって仕方がない

美術作品を論じるときに、作品の背景、とくにその制作過程をあれこれ考えに入れるのは、ともすると邪道と思われがちだ。「作品は作品であり、いかにしてつくられたかは別のこと」と。アール・ブリュットの場合も、そうとらえられることが多い。障害者の方々がつくったということで特別扱いしたり同情的になることを避ける意味があるのかもしれない。

ところが、わたしはどういうわけか、美術作品にせよアール・ブリュットにせよ、その制作過程が気になってしかたがない。

作品にあらわれる、目眩のするような繰り返しや密度がどうやって生まれるのか。

それは、日々のどんな営みと結びついているのか。

そういうことについ考えを及ばせてしまう。もしかしたらこういう興味の向き方は、介護施設での日ごろの活動を見ている自分の研究に通じているのかもしれない。

やまなみ工房の「ころぼっくる班」と呼ばれる建物の奥に行くと、井上優さんが絵を描いていた。井上さんは一九四三年生まれ。工房に来たのは一九九九年だが、本格的に絵を描きはじめたのは二〇一二年末からなのだという。

その二か月ほど前、滋賀県近江八幡市のギャラリーＮＯＭＡで井上さんの巨大な作品を見て、不思議な絵だなと思ったところだ。それは身の丈ほどもある大きな紙に、白黒で、でかでかと猫か牛らしきけものが描かれている絵だった。

けものの体の中には、数十個もの人のような顔がある。そばにいた井上さんに聞くと、それは「ややこ（子ども）」なのだという。「ややこ」のぽかんとした表情はもちろん魅力なのだが、なによりその絵が、おそらくは鉛筆の執拗な塗り重ねによって描かれているのに驚いた。この巨大な絵をどうやって塗っていったのだろう。

井上さんはこの絵を描くのに、一日三時間、一か月かけたのだという。もちろん画家が何か月、あるいは何年にもわたって一枚の絵を仕上げるのはめずらしいことではない。けれど井上さんの絵からは、たとえば顔の形を推敲したり、構図を長い時間かけて推敲するような時間のかけ方は、あまり感じられない。

むしろ形は、すいいとこの絵にあらわれたようであり、それを浮かび上がらせるための背景の黒さ、鉛筆の肌理（きめ）の細かさに、より長い時間がかけられているように見えた。

「畝」が背景を支えている

井上さんは、工房で新作にとりかかっているところで、手に握られているのは藍色のダーマトグラフだった。ダーマトというのは、糸をひっぱると軸が剥けて芯があらわれる筆記用具である。以前は鉛筆で描いていたのだけれど、すぐに減ってしまい、削るのにずいぶんと時間がかかったのだが、ダーマトだとずっと速く描けるのだそうだ。

絵には、まだ大きな空白部分がある。井上さんが塗るところをしばらく拝見しているうちに、「あ、そうか」と気づいた。

井上さんは、空白をただ均一に塗りつぶすのではない。まず、すでに塗りつぶされた領域の脇に、手のひらくらいの小さな区画を囲うように描く。そのなかを、ダーマトを横に往復させながら塗りつぶしていく。

時間をかけて隙間なく塗り重ねられたその区画には、塗りの方向によって厚みのある肌理が生じる。一つの区画が塗りつぶせたら、今度はその隣にまた小さな区画を囲う。そして今度は、さっきと異なる方向にダーマトを往復させて塗る。絵の左から、右から、上から、下から、井上さんの体の向きはそのつど少しずつ変わる。まるで小さな畑をつくって、そこを耕して、また隣に畑をつくるような具合だ。

その結果、画面全体には不思議な調子が生じる。遠くから見ると均一な塗り絵に見える背景だけれど、近くに寄ると、いくつもの異なる方向の畝（うね）を持つ領域が集まっている。描かれているのは、シンプルな線の四人の踊る人なのだが、その踊りを、ダーマトの背景が分厚く、それでいてやわらかく支えている。

一つの区画を塗り上げると、井上さんはちょっと体を起こして手を休め、また次の区画へととりかかる。わたしが「そうか」と思ったのは、この塗り方が、井上さんの作業感覚にしっかりと裏づけられているのに気づいたからだった。

広大な領域をただひたすら同じ方向に塗っていると、目標もなく果てしもない。井上さんはそうするかわりに、自分でこれから作業することのできる小さな場所を囲って、そこを丁寧に塗り上げる。

ふと、「持続可能性」ということばを思いついた。

絵を塗る作業に、続けることのできる小さな畑のような単位が生まれ、単位ごとに変化が与えられる。そしてその集積を、ときどき絵として眺める。

塗るという行為を試行錯誤するうちに、それは井上さんにとって持続可能な作業として発見され、練り上げられていったのではないか。そんな気がしてきたのである。

形に「時間」が潜んでいる

滋賀県甲賀市のやまなみ工房の敷地内にはギャラリー（Gallery guf guf：ギャラリー・ぐふぐふ）も併設されていて、ここには工房の人たちの作品をはじめ、全国のアール・ブリュット作家の作品が入れ替わり展示されている。

入っていきなり、びっしり並んだ小さな彫像たちに圧倒された。

その広いギャラリーの床の真ん中に同心円状に配置された、一つひとつはほんの人差し指の高さくらいの粘土の人。離れたところから見て、まずその膨大な数に圧倒される。二〇〇〇体、いやもっとあるだろうか。

近づいて見ると、それらは少しずつ異なる笑みを浮かべてこちらを見ている。これは何かの型にはめてつくられたのではない。どれも手でこねあげられ、指でひねられたものだ。

工房のメンバー、山際正己さんが一人でつくったのだという。粘土の人は「正己地蔵」と呼ばれている。なるほど、お地蔵さんのようにいくつもある。しかしお地蔵さんはこれほどひとところにたくさんはいない。

時間を一望できる日記

山際さんは一九九〇年にやまなみ工房に通い出した。もう二十数年も粘土をこね続けていて、いまでは一五分ほどでひょいひょいと一つの彫像をつくってしまうのだという。でも、一日中やっているわけではなく、その気になったときにさっとつくって、あとは工房でのさまざまな作業に勤しんでいるんだそうだ。

ここに並んでいるのは、何か月分の作品なのだろう？　そう思うと、これが美術作品というよりは、膨大な量の「日記」のように見えてきた。

同心円状にきれいにレイアウトしたのは、工房の支援員のみなさんだそうだ。デイケアの合間に、このまるでドミノを並べるような根気のいる作業をされたのだろう。頭が下がる。

そして、ちょっと考えてしまった。山際さんは、ご自分の膨大な量のお地蔵さんを、こんなふうに並べようと頓着しているわけではない。地蔵をひとまとまりにして見せているのは、支援員の方々だ。

ここには明らかに、山際さんが毎日のように地蔵をつくっている時間の集積を、いちどきにドンと見せる力が働いている。たぶん単体の山際さんの作品を見ても、この「日記のようなもの」という感じは起こらないだろう。そして美術館の学芸員なら、これほどの床面積をとって、多くの地蔵を並べようとは思わないだろう。

おそらくこれを並べる支援員の方々は、山際さんの活動に日々接して、地蔵がしだいに増えていく長い時間をよく知っているに違いない。地蔵を一つひとつ並べることは、そのまま、その山際さんの毎日を追体験することになる。

わたしは、山際さんの地蔵づくりにつきあったことのない通りすがりだけれど、少なくとも目の前の地蔵が、ただいたずらに夥(おびただ)しさを訴えているのではなく、山際さんの日々をあらわしているのだということはわかる。そして、地蔵の顔が日々異なることに圧倒されてしまう。

愛すべきカタマリ

ギャラリーにあった、山際さんのつくった「かたつむり」を一個いただいた。これもまた、短時間でさっとつくられるのだそうだ。

かたつむりのようなそいつは、コの字型の小さな舟に乗っている。コの字の両端は、山際さんがいまひねったかのように生々しく曲がっている。指紋のついたそれは、まるで指の陰画のようだ。そのコの字のなかに、ミニサイズのロールケーキのような、かたつむりの貝殻のような渦巻きが収まって、上にちょこんと二つのツノと目玉が添えられている。舟と渦巻き、ツノと目玉。なるほど、このシンプルなつくりなら、手慣れた人はものの数分でつくり出してしまうかもしれない。

でも、そこには目を引く細部がいくつもある。

たとえば、渦巻きはコの字の両側から押さえられてぐにゃりと歪んでいる。もしこれが「貝殻」

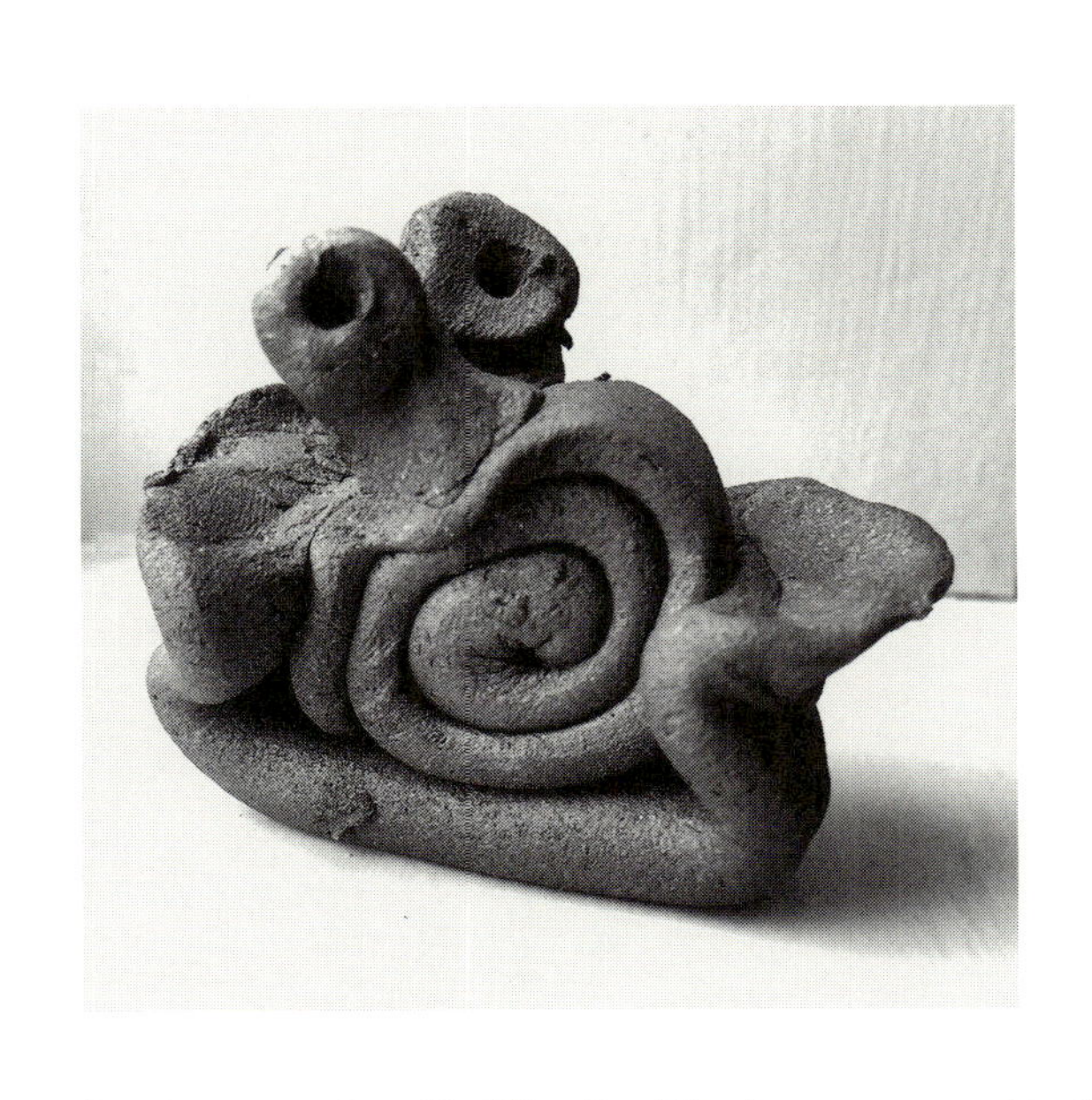

なら、歪んだ形を正しい渦巻きに整えればいいのかもしれない。でも、歪んでいることで、「あ、あとから押さえられたのだな」とわかる。それが山際さんの行為の時間を読みとる鍵になる。

渦巻きから生えたかたつむりの目の部分は、二つの部分からできている。三角形の基部と、そこにくっつけられた円盤状の「目玉」。三角形には円盤がくっつき、そこにおそらくは細い棒で穴があけられている。まるで瞳のように見える。もし瞳なら、その穴は円盤にのみ開けられればよいはずだが、穴は円盤を貫通してツノを刺し通している。

わたしはいま「ツノ」とか「目玉」とか「瞳」というふうに呼んでいるけれど、その区別はあくまで便宜的なものだ。もし、これらが「ツノ」「目玉」「瞳」として正しく造形されるなら、ツノに瞳の穴が貫通するのはまずいだろう。でも、貫通しているおかげで、わたしは山際さんがこれをつくるところを見ていなくとも、三角形と円盤とを手でくっつけてから、そこに穴をあけたのだなとわかる。ここでもまた、整形を経ない造形によって、山際さんの行為の順序、行為の時間があらわれている。

たぶん手慣れていれば、この「かたつむり」は、お地蔵さん同様、ごく短時間でつくれるかもしれない。でも、ほんの短時間でつくられたであろうこの彫像を、わたしは毎日のように眺めている。そして、あらためて、よくできてるなあと感心してしまう。

どうもこの感覚は何かに似ていると思って、はたと気づいた。これはまるで、グループホームの人びとの動作を何度も繰り返し見るのに似ている。入居者のみなさんと職員さんたちとが立ち上がったり座ったりするときのほんの数秒のデータのなかに、日々の行為のエッセンスが詰まっていて、その映像を何度も訪れてしまうときの、あの感覚だ。

何度も繰り返しおこなわれてきた日常の所作が、しだいにその動作の中心を見出し、時間のなかで必要な凹凸が選ばれ、無駄な動作がそぎ落とされ、ひとまとまりの行為となっていく。わたしは「かたつむり」に、その行為のカタマリを見ているのかもしれない。

こんな愛すべきカタマリが、あのギャラリーには二〇〇〇個以上あったのだ。

「にっき」を書く人、「日記」にする人

描かれたもの、つくられたものがいったん美術館に収まると、「作品」と呼ばれるようになる。けれど、それが「作品」として壁に掲げられるよりも前に起こっていること、誰かが一人で描いていたものが、別の誰かに気づかれて、描かれたものが否応なく開かれていくときのことが気になっている。

わたしが、介護の場に引きつけて考えているからそうなるのかもしれない。介護の場で、ある人と何度となく接するうちに、その人の何気ないささいな振る舞いが、実は何かをやり遂げるのに欠かせない手続きであったり、その人が暮らしてきた生活の手がかりのあらわれであることに気づく。そういうとき、わたしたちはその振る舞いを、省略可能な、忙しい介護の場で無視してしまってよい振る舞いではなく、逆に、時間をかけても尊重すべき振る舞いとして見直すことになる。

アール・ブリュットの場合は、その尊重すべきことのいくつかが、「作品」につながることにな

る。その「作品」になる手前のことを、もう少し考えてみたいと思う。

「にっき」を解読した人

前から気になっていた作家の一人に、岩手県に住む戸來（へらい）貴規さんがいる。戸來さんの「作品」は、いささか変わっている。まず一見すると、鉛筆で描かれたいくつもの線で構成されているのだが、その曲線に、人を誘うような「繰り返し」と「変奏」があるのだ。鉛筆で描いているにもかかわらず、インクのたまりを思わせるような黒い部分がある。あちこちで脈打つようにつながっている線は、文字のようでもあり、血管系のようでもある。そして同じような絵が何枚も何枚もある。これは「にっき」であり、毎日綴られるのだそうだ。

毎日？　これらの線は、なぜ毎日繰り返し描かれるのだろう？

以前に岩手県の施設職員をしておられた田端一恵さん（現・社会福祉法人グロー企画事業部）に、戸來さんの「にっき」のことを聞いてみた。田端さんは、戸來さんの「にっき」を初めて〝解読〟した人だ。

田端さんによると、岩手の施設にいる戸來貴規さんが毎日「何やらすごいの」を描いているらしい、ということは職員さんたちのあいだで話題になっていたという。けれど、当時の戸來さんは描いたものを手放すことはなく、どこかの展示に出すということもなかった。

田端さんは、戸來さんのいる施設に異動してしばらくしてから「にっき」を見て、これを支援者だけのあいだで「すごいね」と言っているのはもったいない、と強く思ったそうだ。彼女は戸來さんの部屋を意識的に訪れるようにして、徐々に作品を見せてもらえるようになった。

文字が紋様に開かれていく

ある日、田端さんが戸來さんに、描き上がった「にっき」を指さして読み上げてもらうと、意外にも描かれた線はすべて文字であり、まさに「にっき」だった。

たとえば、「にっき」（二一一頁右上）の表面のいちばん下部には、左からひらがなで「へらいたかのり」と記されている。ただし、ひらがなは、戸來さん独特のやり方で伸縮したり傾いたりして、しかも上下が血管のようにつながって描かれているので、言われなければひらがなとはわからない。

毎日の「にっき」を比べると、この署名の部分は、ひらがなの形も黒い塗りつぶしのほどこし方も安定している。線のあちこちで、線は黒く広がったりくっついたりして、それが独特のリズムを生んでいる。戸來さんがどうやってこんなやり方にたどりついたかまではわからないけれど、この形には、戸來さんが繰り返したくなる何かがあるのだろう。

さらに「にっき」の最上部には「月日2月28日月ようび」と左から右に書かれている。この形式も毎日同じ。ただし数字と曜日は、日によって異なっている。見慣れると、「月」「日」といった漢字や、変形された洋数字を読みとることができる。

そして二段目には、「天気　晴れ」とあり（なぜか「にっき」ではいつも「晴れ」なのだそうだ）、「気温1」（温度は日によって変わる）と記されている。つまり紋様に見えた線はいずれも、日記を構成する文字だったというわけだ。

人によっては、いったん文字として読んでしまうと、謎が解けてしまったようでつまらないと思うかもしれない。けれどわたしの場合は逆に、文字として読めたからこそ、さらに見つめる時間は長くなった。

たとえば、日記の二段目には、「天気」の「気」と、「気温」の「気」という、二つの「気」の文字が記されている。そう思って見ると、なるほど「気」の字を構成する線は似通っている。けれど、異なる文字に囲まれることで、「気」のあちこちは異なる形で隣と融合し、別の可能性へと開かれていることがわかる。

「にっき」の裏側は毎日異なることばが書かれているのだが、そこにも戸來さん独特のことばのリズムがある。二一一頁左上の場合、右側から縦書きで、こんなふうに書かれている。

「きょうはラジオたいそ／うをやりました。／ホールにはいりました。／やすみをあそびました。／みそ汁るをたべました。／うめぼしをたべました。／ぬりえをかいました。」

「を」という助詞と「ました」という語尾が繰り返される。そのことで、絵の中央から下部にかけて、同じパターンが幾度もあらわれる。一方で、「ました」の「ま」は異なることばを受けることで、そのつど異なるつながりを生んでいる。

「持続可能性」と「変奏性」があらわれているのだ。

なぜ毎回綴じ紐でくくり直すのか

このように、戸來さんの「にっき」の各ページに描かれた模様は、実は、毎日の出来事を綴った文章である。では、その一枚の「にっき」は、いかにして日記という「束」になるのか。

戸來さんは、まず「にっき」の真ん中に二つの穴をあける。この穴は、表に記された穴の模様の部分にあけられるのだが、貫通すると、裏の文字と重なってしまうこともある。文章の真ん中に穴があいてしまうわけだが、戸來さんはどうやらそこは気にしていないらしい。

一枚の「にっき」にあけられた穴には、それまでの日記を綴ってある綴り紐が通され、大量の日記の一部となるのだが、ここでもちょっと意外なことが起こる。通常、綴り紐でくくる場合、あらかじめくくってあった紙の上に、新しい一枚を載せてくくり直せばよさそうに思える。しかし、戸來さんは、紐をいったんはずし、新しい一枚をいちばん底の部分に入れて、もう一度すべての紙をくくり直す。ものぐさなわたしにはなんとも面倒そうな作業だけれど、戸來さんはこれを毎回やるのだそうだ。

ふと、北海道在住の横山篤志さんのドキュメントを見たときのことを連想した。

横山さんは、その日ドライブで見つけた薬局の人形「サトちゃん」を、記憶にもとづいてつくる。つくる作業を夕食後に食卓でおこなうのだが、それが終わると必ず、作業の過程でできた紙くずをぱっとまいて拍手する。この紙くずまき自体は、サトちゃんをつくることには何ら貢献していないように見える。でも、それはおそらく横山さんにとって、その日の作業の終わりを区切るのに必要な行為であり、その区切りが制作を持続させているのだろう。

同じことが、戸來さんの場合にも言えるのではないか。

綴じ紐の穴は、絵の常識からすればなくてもよく、たとえばクリアファイルに一枚一枚入れれば、穴なしの「きれいな」日記になる。しかし、綴じ紐を毎回はずして、一から結び直すという作業によって、戸來さんは「にっき」をつくり終えることができるし、この作業を毎日続けることができる。ならば、この紐を綴じるところまでを、戸來さんの仕事と見るのがよい。

穴の機能がわかったからといって、鑑賞は必ずしも妨げられない。むしろその穴から、一枚の紙の向こう側にある戸來さんの膨大な「にっき」、そしてそれを大量に積み重ねた重い束、穴を何度も通過したであろう綴り紐のこすれの感触が伝わってくる。わたしは穴によって、戸來さんの「にっき」の向こう側を想像することができる。

「にっきちょうだい」「いいよ」

戸來さんが当初から「にっき」の公開に積極的だったかというと、そうではないらしい。この日記のすばらしさに目をつけた職員さんが一度、数枚を抜き取ってコピーをとろうとしたら、それに気づいた戸來さんはすぐに気づいて、なくなった日付分を「〇月〇日!」と返すよう要求したこともあったそうだ。

田端さんが最初に戸來さんの部屋を訪れたときも、なんともいえない緊張感があったという。しかし田端さんは、戸來さんが「にっき」を他人に貸さないのは、単に彼にとって「にっき」が大切なものだからだけではなく、そもそも人に貸すということを、いままで経験したことがないからではないかと考えた。

そこで最初は、まずカメラで「にっき」を撮影し、それをプリントアウトしたものを掲示板に戸

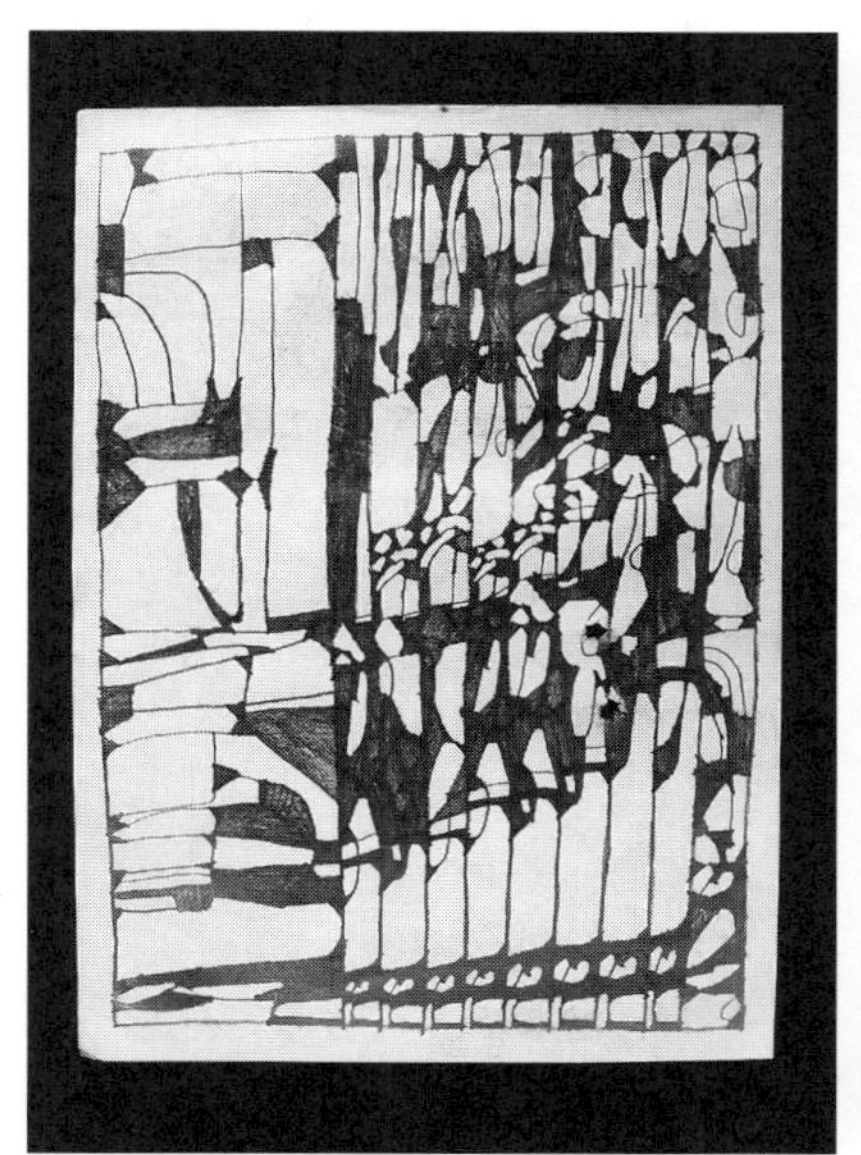

「にっき」裏側。その日によって
違うことばが記されている。

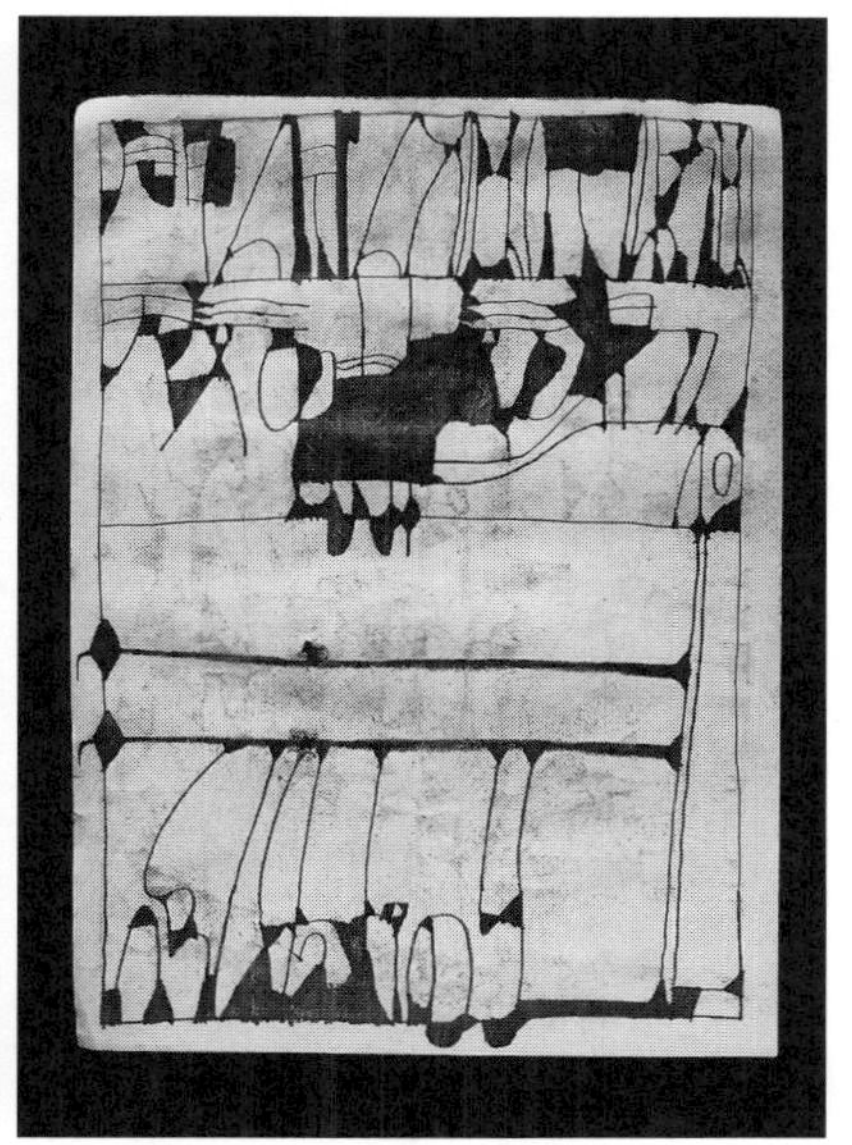

戸來貴規さんの「にっき」表側。

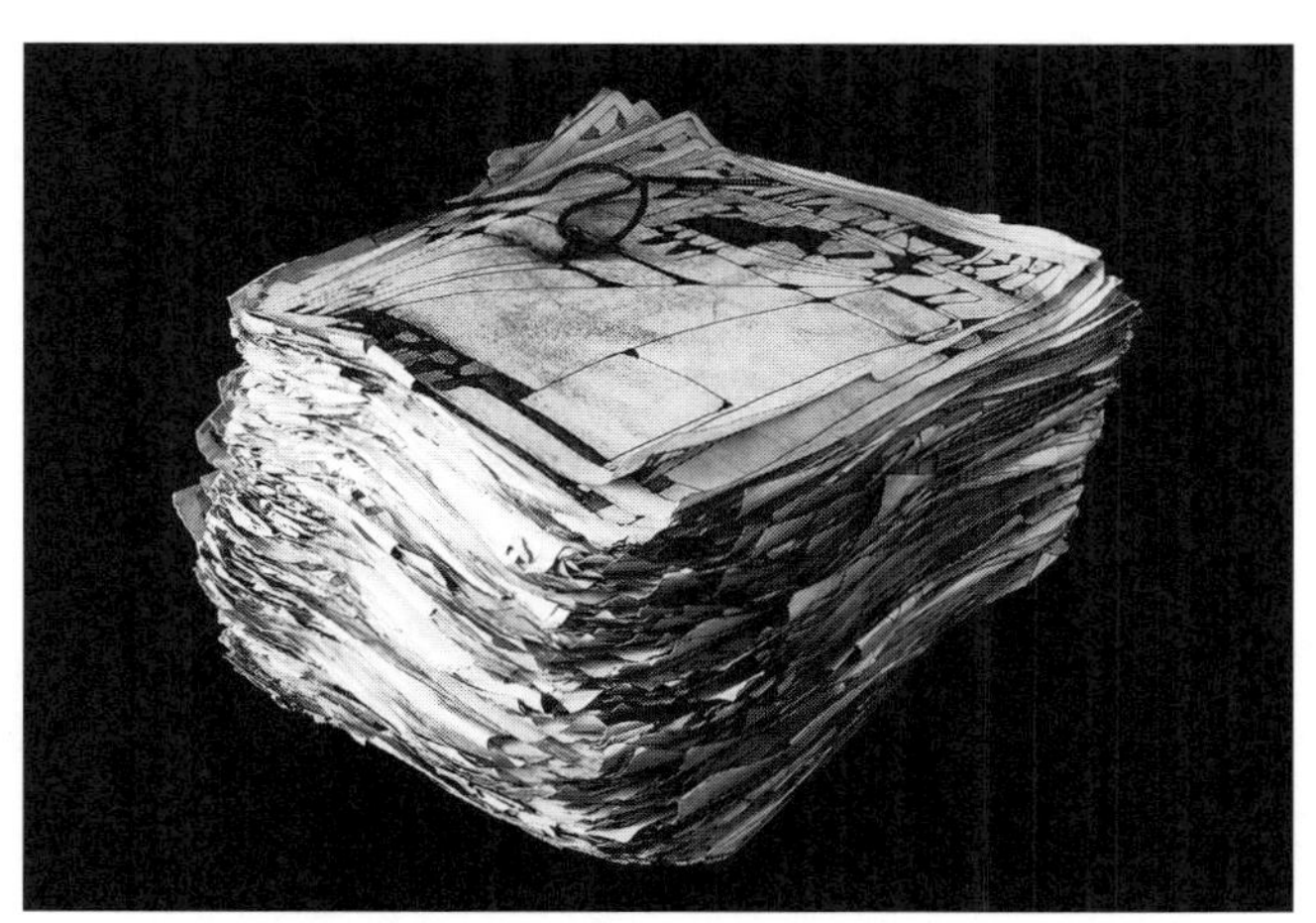

黒い綴じ紐で大量の「にっき」が綴じられている。

來さんの名前つきで貼った。戸來さんは掲示された自分の「にっき」に特別な反応はしなかったという。

さらに田端さんは、「にっき」を「貸して」とお願いしたのでは、いつ返してもらえるのかという不安が戸來さんにつきまとうのではないかと考えて、思い切って「にっきちょうだい」と言ってみた。

すると、思いがけず「いいよ」と返事がきた。

それで、田端さんはその日から「にっきちょうだい」「いいよ」というやりとりを、戸來さんとのコミュニケーションに意識的に加えたという。やがて、作品展に出すことも、戸來さんに納得してもらえるようになった。

関わりの持続可能性としての作品

このエピソードは、自閉症である戸來さんとのやりとりをどのように進めていけばいいのかについて、大きなヒントを与えてくれている。

戸來さんには、毎日の作業を持続可能にするための決まりごとがある。でもその決まりごとは、まったく改変のきかない、固いものとは限らない。そこには戸來さんが納得できる改変の可能性があって、毎日の決まりごとのなかに、こちらとのやりとりをうまく割り入れることで、新しい決まりごとをつくることができる。

もちろんそれには、田端さんの慎重かつ粘り強く人なつっこい働きかけが必要だったのだろう。

その意味では、わたしが見ている戸來さんの作品は、単に戸來さんの持続可能性から生まれたというよりは、戸來さんと田端さんの関わりの持続可能性から生まれたというべきかもしれない。

作品を、関わりの持続可能性から生まれたものとして見る。こういう考え方は、作品を作家に帰属させる美術の常識からすると受け入れがたいものだろう。

しかし、目の前の一枚の紙からわたしたちが想像し、知り、ふたたび想像するという行為が「鑑賞」なのだとしたら、これは美術の埒外というよりは、美術を拡張する考え方なのではないかという気がしている。

7 心ない心理学へ

ナマの相互行為を見る方法

京都で開かれた第七八回日本心理学会（二〇一四年九月）で、行動の観察に関するシンポジウム「観察から論文へ――行動の時間をいかに記述するか」を開いたら、一〇以上の別のシンポジウムがあったにもかかわらず満員になった。

これはとても意外なことだった。というのも心理学では従来、質問紙調査や実験を中心とした研究が多かったからだ。

実際の現場に出て、そこで起こる行動をひたすら観察するなどというやり方は、関係する要因が多すぎて研究にならないと思われているのではないか。そう思っていたのだが、どうやら心理学者のなかにも、そろそろ実際の行動が気になりはじめている人が増えているらしい。

たとえば介護施設で、職員さんや入居者ご本人の話を聞き取ったり質問紙に答えてもらうことは、もちろん研究にとって大事なことだ。しかしその一方で、そのようにことばになったものは、いわば「参加者本人の視点からことばで表現した相互行為」であって、実際の相互行為で起こっていることとイコールではない。

またナマの相互行為を見てみると、そこで起こっている身体動作は、必ずしもそのときの会話やのちの聞き取りであらわれている表現とイコールではない。微細な動作は、本人の記憶からもしばしば逃れてしまうのだ。だからこそ行動を観察する意味がある。

これからは看護や介護の研究をする心理学者のなかにも、ただアンケートをとるだけでなく、実際の活動につきあい、そこに潜んでいる問題をとり出そうとする人が増えてくるかもしれない。

読むべき文献はあとからわかる

質疑応答では、こんな質問も出た。

「ふつう心理学ではそれまでの研究をまずしっかり調べて、検証できる仮説を立ててから実験に臨みます。でも、行動の観察をしている研究は、どうも違ったやり方をしているように見える。みなさん、どうされているのでしょう?」

これにはちょっと虚をつかれた。たしかにわたしは、フィールドに出かける前には、あまり文献を読まない。最初に認知症高齢者向けの介護施設に入ったときは、まだそこで起こっていることの何割も理解できなかったし、そもそもどんな分野の先行研究をどう勉強したらいいのか、さっぱりわからなかったのだ。

とにかく思いついたことをノートにとって、あとで見直しているうちに、どうやら自分の頭に引っかかるのは、入居者の方々や介護職員さんの「注意」の向く先がどうなっているか、という問題らしいと気づいた。それでようやく注意に関する認知科学の論文を読んだり、膨大にある認知症の基本文献に手をつけはじめた。

注意の向き先がどうなっているかは、一人の人の頭のなかで決まっているというよりは、施設のなかのさまざまなもの（部屋の配置、テーブルや椅子、あるいはその上に分布しているもの）に左右されており、なにより人と人とのあいだで刻々と変化している。

そんなことは当たり前だと現場の方は思われるかもしれないけれど、時々刻々とダイナミックに注意が変わるという現象は、心理学で扱うには込み入りすぎていて、これまであまり研究されてこなかった。むしろ社会学のほうで、会話や行動の時間変化を扱う研究がこの一〇年ほどのあいだに急速に蓄積されている。それでわたしは、そうした社会学の諸研究も追っている。つまり何を勉強すべきかは、最初から決まっているわけではない。

そういう自分のやり方を率直に答えた。すると、シンポジウムで発表した他の行動観察研究者も、ほぼ同じやり方をとっていた。あらかじめ決めない。観察するうちに調べるべき文献がわかってくるというのだ。

ノートがリマインダー

では、どうやってデータを集め、新しい事実を探り当て、それを実証していくか。フィールド観察を主体とする研究の場合、その作法もまた独特である。

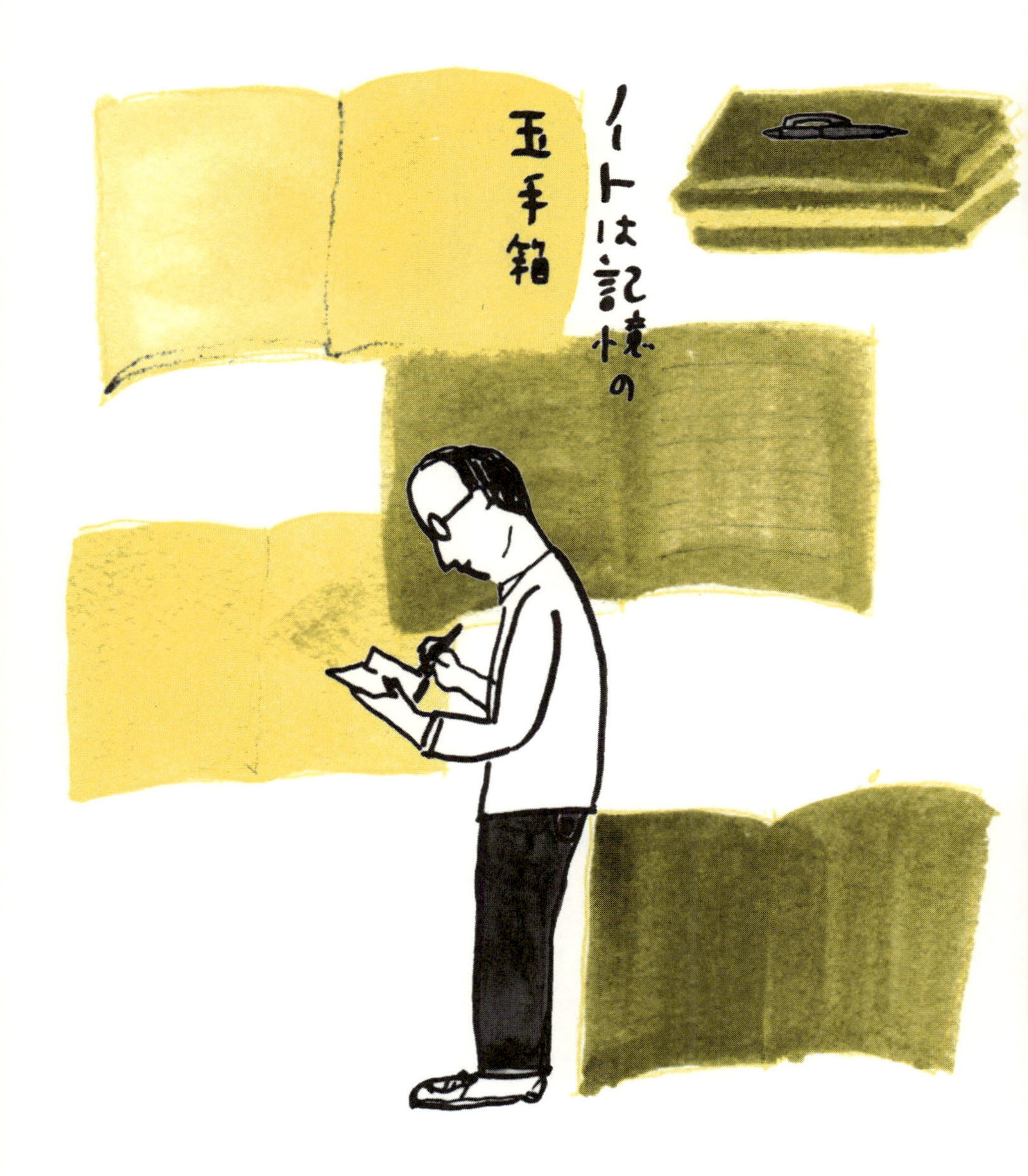
ノートは記憶の
玉手箱

最近ではビデオカメラの性能がぐっと上がって、家庭用のものでもメモリとバッテリーしだいで七～八時間連続で撮影できたりする。撮影許可をとり、何台もカメラを据えて撮りっぱなしにすると、ほんの半日で二〇時間以上の膨大な映像が記録される。

これを全部何度も見直すのは、正直不可能である。では、そのなかから研究の手がかりとなる場面を見つけるには、どうすればよいのか。

わたしの場合は、撮影中にとったノートや録音が鍵になっている。

何台カメラを据えても、その場の環境のなかでおこなわれた相互行為の小さな引っかかりをとらえるのは難しい。だからその場で観察しながら、重要だと思った場面を「何時何分のここを見直せ」と書きつけておく。うっかりノートに目を落としているあいだにも大事なことが進行している場合もあるから、最近はボイスレコーダーやビデオカメラのマイクにささやいている。何が重要かは、その場ではわからない。いわば、未来の自分のためにリマインダーを仕込んでおくようなものだ。

メモっておいた場面をあとで何度も見直して、そこにいた人びとの視線や動作をもらさず細かく起こしていくと、かなりの確率で、いままで気づいていなかった新しいタイプの相互行為が見つかる。それがどんなタイプの行為かをモデル化していく。

するとおもしろいことに、他の場面にも、似た行為が起こっていることに気づくようになる。以前には見えなかったものが、モデル化することで見えてくるのである。

ドラマより劇的な日常

こういう観察を何度も繰り返しているうちに、まったく同じやり方が、介護以外のさまざまな観察場所でも使えることがわかってきた。

極端な話、テレビドラマを見ているときでさえ、そこで起こっている俳優と俳優とのやりとりのなかに、脚本だけでは説明がつかない不思議なことが起こっている瞬間が見つかるようになる。そんなわけで、研究のかたわら、朝ドラの「あまちゃん」のなかで起こった小さな相互行為を集めて本も書いてしまった（『今日の「あまちゃん」から』河出書房新社）。

ドラマにはもちろん劇的な動作があちこちに見られておもしろい。しかし、介護場面をはじめ日常のさりげない相互行為もまた、わたしにとってはとても発見が多い。

すでにこの本のあちこちで見てきたように、現実の人間どうしの小さなやりとりは、ときにはドラマ以上に劇的なのだ。

テレビとのたたかい

とあるグループホームでの、午後のお菓子の時間。

入居者のみなさんがそろってお菓子を食べ、お茶を飲む。にぎやかな会話があることは少ない。むしろほとんどの人は黙っていると言ってよい。

ちらと視線をテレビのほうに移したシロタさんを見て、職員さんが「シロタさん、テレビつけましょうか？」と声をかける。シロタさんがちょっとだけうなずくと、スイッチが入れられる。

ああ、今日も始まってしまった。

午後のワイドショーに、シロタさんだけでなく、他の人もなんとなく目を向ける。誰もが黙ったまま、お茶の時間が過ぎていく……。


これでは観察にならん！

テレビの存在は、わたしのように人と人との相互行為を研究する者にとっては悩みの種である。テレビを見て入居者のみなさんが笑ったり話し合ったりといった場面は、皆無ではないが、ごくわずかである。

テレビの音声が鳴っていると、耳の遠い方は他の人の声がうまく聞こえないから、たとえ話が始まってもすぐ途切れる。結局は全員が、ただじっとテレビを見る時間になる。

もちろん、テレビの視聴だって日常のひとコマではある。テレビに全員の注意が集まっているおかげで、介護の手間が省けるということもある。

ではあるのだが、ああ、これでは観察にならん！

テレビをつけることが習慣化している場所では、とくに誰も関心を寄せていなくてもつけっぱなしになっていることもある。

以前、伝統芸能の祭礼の場にお邪魔していたとき、その年に初めてつくった甘酒を飲むという厳粛な場で、先ほどまで見られていたテレビがそのままけっこうなボリュームで鳴っていて、妙におかしかったことがある。長老の方々がほとんど無言のうちに酒を注ぎ、杯を回しているのに、バラエティ番組の笑い声やら、いかにも騒々しいＢＧＭやら、珍妙な効果音がにぎやかに響いているのである。ときおり低い声で何か受け渡しのことばをつぶやいておられるのだが、それがまるで聞こえない。

ついには我慢ならなくなって、差し出がましいとは思いつつも、そうっとテレビに近づいてボリュームを下げてみた。すると、どなたからもにらまれたり叱られたりしなかったので、今度は思い切って、えいとスイッチを切ってしまった。

途端に、すうっと夜の静寂（しじま）があらわになって、杯を受け取るときの「いただきます」というつぶやきの輪郭がはっきりした。儀式は途絶えることなく続いた。

少なくとも観察させていただいている側からすると、このほうがずっといい気がした。静けさのなかで、いかにも儀式にふさわしい緊張が張りつめている。けれど当の方々のなかには、いらぬことをするなとひそかに思っておられる方もいたかもしれない。

グループホームでの参与観察では、このような実力行使はなかなか使えない。たとえテレビに視線を向けていなくとも、その音声が鳴っていることをなんとなく楽しんでいる方もいるかもしれない。そんなときに、こちらが勝手にテレビを切って静けさを求めるのは、あまりに図々しい。にもかかわらず、グループホームで勝手にテレビを操作してしまうことは、ある。そのときのことを書き留めておこう。

盗塁ランナーのごとく、するすると

わたしがしばしばお邪魔しているグループホームは、ダイニングルームのすぐ横に、職員さんが日誌をつけるデスク兼食事用カウンターがあり、さらにその奥にキッチンがあって、それぞれのあいだに仕切りはない。

テレビは、デスクやキッチンとは逆の側にある。だから、ダイニングテーブルについた入居者のみなさんがテレビを見ているのと逆の側で、職員さんは洗い物をしたり食事の準備をしたり、その日の記録を書いたりしている。

何度か観察に行くうちに、この間取りがおもしろい会話空間を生んでいることに気づいた。キッチンとデスクは職員さんの作業場であり、自然とここに何人かが集まって話すことになる。その日の夕食が何であるか、日誌に書くべきエピソードに何があったか、今日もらった差し入れはどうやってお菓子の時間に出すべきか、などなど。

こうした会話はダイニングテーブルにも届き、お茶を飲む介助をしたり入浴の順番を待って一休みしている職員さんも話に加わるようになる。ときには、きのうあったエピソードを思い出そうとして、お年寄りに「何があったかいな」と聞くこともある。最初はキッチンとデスク側だけで閉じられていた会話の境界はしだいにあいまいになり、ダイニングテーブルを巻き込んでいる。

さて、あいかわらずワイドショーは流れているのだが、見入っている人はいない。たとえ音を楽しんでいるのだとしても、会話とテレビの両方が鳴っていたのでは、テレビの音に集中するのは難しいだろう。

わたしは、「へえそうですか」と職員さんの会話にあいづちを打ちながら、塁を離れるランナーのごとく、記録用のビデオカメラからするするっと離れて、テーブルの端に置いてあるリモコンを取って、テレビのボリュームをとんとんと三〜四目盛り下げる。すると職員さんの声がはっきりする。これを何度か繰り返して、おしまいにはテレビの音を、会話へとすり替えてしまうのである。

「あれ、テレビ静かになったな」

会話が途切れ、副施設長さんがいま気がついたかのように言う。ただし、わたしの顔を見ながら、にっこりと。

わたしのリモコン操作に、ずっと前から気づいておられたのである。どうやら、ふたたびテレビタイムがやってきたらしい。ボリュームを、今度は一気に引き上げる。ワイドショーがにぎやかに鳴る。

人に「心」はあるか

わたしは大学では、心理学と社会学の領域を担当している。そのせいか、学生や一般の方から「人に心はあるのですか」と尋ねられることがときどきある。

そんなときは「いや、わたしは社会学のほうの人間でして」と逃げてしまう。「人にとって社会とは何ですか」と尋ねられると、「いや、心理学のほうが得意でして」とやはり逃げてしまう。

早い話が、どちらの問いにも答えられないのである。

「心のあるなし」は棚上げしてみる

「心」や「気持ち」ということばは、介護の話題でもしばしば用いられる。

「最後はやっぱり、心がこもっているかどうかなんですよね」

「一生懸命やれば、気持ちは伝わるものなんです」

もちろん、そういうことばでしかあらわしようのない体験があることはあると思っているし、そういうことばであらわされる体験が重要だとも思っている。でもわたし自身は、どうも「心」「気持ち」ということばを使うのを躊躇（ちゅうちょ）してしまう。

わたしに限らず、「人に心はあるのですか」と尋ねられると、心理学者の多くは「うーん」と複雑な顔をするのではないだろうか。心理学者は、とりあえず「心理」のことを研究していることにはなっている。しかし、心があると信じて研究しているかと言われると、どうもそういうことではない。

人はたしかに〝心のようなもの〟を他人に仮定する動物ではある。単に相手がこうするだろうああするだろうと予測するだけではなく、相手の情動やら感情やらを推し測る。相手はこれこれこんな感情にとらわれているからこう考えてこう動くだろうと、相手の考えを推測し、そこから行動を予測しようとする。わたしたちには、〝心のようなもの〟のモデルを立てて、そこから次に起こる相手と自分とのやりとりを予測する性質があるらしい。

しかし、相手に〝心のようなもの〟があると仮定して行動するからといって、相手に心があるということにはならない。こちらが〝心のようなもの〟を相手に仮定して何らかの予測を立て、その予測がそこそこ当たるなら、相手に心があろうとなかろうと、わたしは相手に〝心のようなもの〟があると考えるようになるだろう。

ならば当面、心のあるなしの問題はいったん置いて、人がどのような手がかりによって、相手に〝心のようなもの〟を見出そうとするのかを考えることにしよう。

……とまあ、そんなふうに「心のあるなし」の問題は棚上げしてしまうのである。曖昧でそっけない考え方だと思われるかもしれない。しかし、介護や看護につまずいたとき、このそっけない考え方は意外に使えるんじゃないかと思っている。

心のあるなしを問題にすると、それは相手の問題になる。相手に自分と同じ心などないのだ、相手は何もわかっていないのだと思ってしまうと、その相手を無視したり、つい情け容赦ない態度をとってしまう。

けれどもし、こちらが相手の出しているさまざまな手がかり、たとえばちょっとした視線や姿勢の変化、手足の動きを見逃しているのが問題だとしたらどうか。相手の心のなかがどうであろうと、まずこちらの問題だと考え、相手に心を見出していくための、いままで気づかなかった手がかりを考えることからまず始めることができるだろう。

アンドロイドに痛みを感じるとき

さて、「心のあるなし」よりも「人はいかに相手に〝心のようなもの〟を見出すか」のほうに関心を寄せる人間にとって、劇作家の平田オリザさんと青年団が次々と発表している「アンドロイド演劇」はたいへん刺激的なものだ。

オリジナル作『さようなら』、チェーホフ原作『三人姉妹』と、彼らの劇のなかではアンドロイドは単に劇に華をそえる脇役ではなく、物語のなかで主役となり、人間と人間ならざるものとの境を危うくしてきた。

劇に登場するアンドロイドは、人間が扮するまがいものではない。大阪大学の石黒浩研究室（知能ロボット学）で開発された、正真正銘のアンドロイドである。

台詞の内容や間は、いまのところあらかじめプログラムされているが、ことばに合わせて表情や動作をぴったり動かしながら演技をすることができる。アンドロイドと共演する俳優たちは、そのプログラムされた間に滑り込むようにことばを交わしているのだが、彼らはアンドロイドと何度もやりとりを繰り返してその間を体にたたき込んでいるので、演じられている会話はごく自然に流れているように見える。

二〇一四年に発表されたアンドロイド演劇の『変身』（カフカ原作）では、主人公ザムザがある朝目覚めると、虫ならぬアンドロイドになっている。

家族は最初、それが本当にザムザなのか疑いを抱くのだが、アンドロイドがこちらのことばに対して的確なことばと動作で応答するのを見るうちに、しだいに親密な態度を見せるようになる。アンドロイドはベッドに寝たきりなのだが、そのベッドサイドで父親はアンドロイドと一緒に新聞を読み、母親はアンドロイドの足をさする。

ときにコミカルに見えるこうした場面を見ながら、観客であるわたしは、劇中の人物たちと同じく、このアンドロイドをごく近しいものとして感じはじめている。

それが証拠に、アンドロイドを初めて見た医師が、それが人間であると信じることがまったくできず、無造作にアンドロイドの手足を上げ下げしたり頭を抱えるの見ていると、観客のわたしは人間が機械扱いされているのを見るときのような、ひりひりする痛みを感じるのである。

アンドロイドに心はあるか。

人間に心はあるか、という問いと同じく、わたしはその答えを棚上げにしてしまう。

ただ、一つ確かなことがある。ことばと動作のやりとりによって、目の前で会話が産み出されていくとき、会話をおこなっている者たちに心があろうがなかろうが、彼らは人間であるかのように見えてくるのである。

もしアンドロイドが劇中のみならず、リアルタイムで日常会話を産み出すに至ったなら、わたしはアンドロイドを人間として扱ってしまうようになるだろう。

「メディアの等式」と介護ロボット

相手に心があるかないかを問わず、会話したりやりとりする過程で、その相手を〝人間扱い〟してしまう傾向が人にはあることを、前項でアンドロイドを例にあげて書いた。

しかしわたしたちは、アンドロイドのような、いかにも人の形をしたものだけでなく、実はごくごく単純な身のまわりのものも、無意識のうちに特別に扱っているらしい。

たとえば、長く使っていた携帯や手帳を紛失したとき、車椅子や杖を手放すとき、単に不便というだけでは済まされない〝痛み〟のようなものを感じることはないだろうか。

あるいは、そうした身のまわりのもののいくつかに、ひそかに「〇〇ちゃん」と名前をつけている人はいないだろうか。

あるいは、パソコンがうまく作動しないとき、相手は機械であるにもかかわらず、「なんで動かないのよ！」とキーを力任せに叩いたり連打したことはないだろうか。

機械にだって気をつかう

人の形をまとっていないただの事物でさえ、わたしたちは人間扱いすることがある。このことを、スタンフォード大学のコミュニケーション学者バイロン・リーブスとクリフォード・ナスは、簡単な道具立てを使って明らかにした。彼らは十数年前、まだコンピューターの画面がいまほど派手ではなかったころに、四角いモニターにただのテキストを表示させるだけの二つのコンピューターを用いて、実験をおこなったのである。

実験にあたって彼らが目をつけたのは、社会心理学では知られている「人づきあい」に見られる、ある傾向だ。

わたしたちは、話し相手が誰かによって評価を変える傾向がある。もっとも劇的な違いは、本人に評価を告げるときにあらわれる。たとえば、誰かがつくった料理について感想を述べるとき、本人が目の前にいたなら、多くの人は(よほどまずいものでなければ)「おいしい!」と言うだろう。でも、もし本人がいないところで第三者に言うなら、もう少し率直に「わたしにはちょっと塩がきつかったかな」とか「うーん……」とかいうような感想を言うだろう。

つまり本人に言う場合には、評価の平均はより高く、ばらつきが少なくなり、逆に本人のいないところで第三者に言う場合には、評価の平均はやや低く、ばらつきが多くなる。

リーブスとナスは、この「本人」と「第三者」の役割を二台のコンピューターに割り当てた。そして参加者に、これらのコンピューターを使って二つの課題をしてもらった。第一の課題は豆知識を学習することで、人はコンピューターと対話しながらいくつかの知識を覚える。第二の課題はクイズを解くことで、前もって学習した知識に関連する二〇のクイズが表示され、それを人が解いていく。

このあと参加者に、使ったコンピューターの出来を評価してもらう。参加者にとっては課題を終えたあとに付け足されるアンケートにすぎないのだけれど、実験者にとってはここからが本番だ。参加者の半分には、実験で共同作業をしたコンピューターに入力してもらい、もう半分には、別室に置いてある別のコンピューターに入力してもらうのである。つまり、半分の参加者は「本人」に、もう半分は「第三者」に評価を告げることになる。といっても、相手はテキストを表示するただのコンピューターで、アンドロイドのような顔も体も持ち合わせていない。

コンピュータを「本人」だの「第三者」だのと呼ぶなんて、擬人主義もはなはだしいと思う人もいるかもしれない。しかし結果は、二つのコンピューターで明らかに違っていた。

共同作業をおこなったコンピューターに入力した場合は、評価はより高く、ばらつきが少なくなり、別のコンピューターに入力した場合は、評価はより低く、ばらつきが多くなったのである。相手はテキストを表示するだけのコンピューターであるにもかかわらず、参加者はそれが「本人」かどうかを区別し、気をつかっていたことになる。

人間らしい外見は関係ない

つまり、こういうことである。たとえ文字列をやりとりするだけの共同作業で、相手に人間らしい外見がなんら備わっていなかったとしても、わたしたちはその相手を人間扱いするのだ。

さらにおもしろいのは、この実験に参加した人が、プログラマーやシステムエンジニアなどコンピューターに詳しい人たちで、コンピューターがただの機械であることを百も承知の人間だったということである。彼らは、自分がコンピューターの中身が何であるかはよく知っているし、コンピューターをあくまで道具として見ているつもりでいる。にもかかわらず実験結果では、明らかにコンピューターを「本人」か「第三者」か区別して評価をおこなっていた。つまり彼らは、意識せずにコンピューターを人間扱いしていたことになる。

同じことは、携帯やテレビなど、さまざまなメディアでも起こることがわかってきた。人間とやりとりすることができるメディアであれば、それがどんなメディアであろうと、人はそのメディアを人間扱いする。

このことをリーブスとナスは「メディアの等式」と呼んでいる。

ここでおもしろいのは、わたしたちは必ずしもメディアを意識的に人間扱いするわけではない、ということだ。むしろ、携帯やコンピューターを扱うとき、それがただの機械であることをよく知っているつもりでいる。にもかかわらず、こうしたメディアと行為をやりとりしはじめると、わたしたちのメディアに対する態度は思わず知らず変わってくる。

わたしたちはおよそ人間らしくない外見を持つメディアに対してさえ、意識せぬうちに、気づかったり、親しみを感じたり、一つの仕事をやり遂げる仲間として扱うことがあるらしい。

その証拠に、わたしたちは携帯をなくしたり新しくしたときに、奇妙な喪失感を味わう。携帯はあくまで、その向こうにいる友達の声や文字列を伝えるための端末であり、アプリやゲームにハマるための四角い板にすぎない。にもかかわらずわたしたちは、その携帯を握ったときの大きさや重さ、手触りといった感触を覚えており、それがなくなったり別のものに入れ替わったりしたときに、かつての感触がないことに気づいて、少し悲しくなる。どうやら、やりとりをするための道具を、道具以上の何かとして扱っているらしい。

その「やりとり」がなくなったとしたら……

最近、介護ロボットの開発が進み、国からの補助もおこなわれている。現場にも少しずつ導入されている。ロボットといっても当面はいわゆる人型ではなく、ベッド介助や入浴介助といった力の必要な場面に用いられる、機械然としたものが開発されていくのではないかと思われる。

では、こうした無機的な機械は、わたしたち人間の情動とはまったく無縁の存在なのだろうか。いや、そうとは限らない。

たとえばわたしたちがベッド介助の場面で、誰かの重みを機械に預け、あるいは機械から誰かの重みを引き取る作業を毎日続けたとしたら、その機械は、わたしたちと毎日簡単な行為のやりとりをすることになる。わたしたちはそうしたやりとりを通じて、知らず知らずのうちにその機械に信頼を感じ、他の機械とは違う何かを感じるようになるだろう。そして、その機械が壊れ、片付けられてしまったとき、奇妙な喪失感に襲われるに違いない。

「心の理論」と身構え

本書第1章で、アイマスクをつけた人の手を引いてナビゲートする行為を通して、相手の行動から相手の感覚や認知を推測し、それをもとに自分の次の行動を決める重要性について書いた（五三頁参照）。心理学では、このようなやりとりをとらえる概念の一つとして「心の理論」がここ数十年ほど繰り返し議論されてきた。

相手には、その事態がどう見えているか

「心の理論」とは、もともと霊長類学者のデイヴィッド・プレマックらが、チンパンジーに思考ができるかどうかを試すテストとして提案したものだが、一九八〇年代以降、人の推論のあり方を考えるための概念として、さまざまな場面で研究されてきた。

「心の理論」を説明するためによく用いられるのが「誤信念課題」だ。

まずテストの参加者は、Aさん（実はサクラ）の目の前で、赤い箱にエンピツを入れてみせる。この様子を見たあとAさんは中座して、外に出ていく。そのあいだに参加者は赤い箱からエンピツを取り出して、青い箱に移す。ここで問題。戻ってきたAさんに「エンピツはどこにありますか？」と尋ねたら、Aさんはどう答えるだろうか？

Aさんは別の場所に移したことを知らないのだから、「赤い箱」だと答えるに決まっている。そう考えたくなるが、実はこの問題を三歳児に答えてもらうと、多くの子が移した先である「青い箱」と答える。

わたしが「赤い箱」と答えるとき、わたしは自分の見たものをもとにするだけでなく、Aさんにとってその事態がどのように見えているのかを推測してこの問題に答えている。このとき、わたしは「心の理論」を使っていることになる。三歳児には、これがまだできないのである。

ときどき誤解されているのだが、「心の理論」は、「相手に心があるということを示す理論」ではない。実際のところ、相手の心などわたしには観察できない。観察できるのはただ、相手の行動だけだ。その行動からどうやって相手が次におこなうことを推測することができるのか。推測するためには、相手ではなくわたしの側に一種の理論のようなものがあり、それを使っているのではないか。このような推測のための理論のようなものを、プレマックらは「心の理論」と呼んだのである。

こうした「心の理論」が使えるようになるのは四～六歳児からであることが発達心理学のさまざまな研究で知られている。一方で、課題の出し方によって難しさが変わったり、ある課題を解けない子が別の課題を解ける、といった現象があることも知られている。

つまり、「心の理論」によって論ずべきなのは、人に心があるかどうかではなく、相手のことを人はどんな手がかりを使って推測しているのか、そこにはどんな個人差や環境要因があるのか、ということになる。

「心の理論」については、すでに多くの先行研究があるけれど、一つ気になることがある。その研究の多くが、相手の行動にもとづく、一方的な思考的な推論を扱っていることだ。では、片方がただ一方的に相手のことを推論するのではなく、お互いに相手の次の行動を推論し合う場合には何が起こっているだろうか。

人はどうすれ違っているか

ずっと以前、当時学部生だった城綾実さんと、人と人とがすれ違う行動を分析したことがある。わたしたちは、狭い廊下で誰かとすれ違うとき、お互いに少し体をよけながらぶつからないように歩くことができる。たまに、お互いに同じ側によけようとしてとまどうときもあるけれど、それでも完全に止まってしまうことはまれで、多くの人はなんとか直前で体をかわしてうまくすれ違う。これは考えてみると不思議なことだ。もし、人がただでたらめに左右どちらかによけると決めているのだとしたら、二回に一回は衝突が起こるだろう。

城さんは、狭い廊下で何組ものペアとすれ違ってもらい、それぞれの人がどんなタイミングで次のステップの方向をどう調整するかを調べた。すると、わたしたちはすれ違う少し前から、お互いに少しずつステップを左右にずらしていることがわかった。

幸い、多くのペアでは、左右にずらすタイミングが少しずれている。つまり、片方がまだまっすぐに歩いているときに、相手がステップを少しだけ左右どちらかにずらすことになる。するとおもしろいことに、まっすぐ歩いていたほうは、あとから相手とは逆方向に踏み出す。いわば、あと出しなのだが、このおかげで、お互いは異なる方向に体をよけることになる。さらに、あと出しを見た相手もまた、「よし、この方向で大丈夫だ」とそのまま進むことができる。かくして二人はうまくすれ違うことができる。

不幸にして、お互いが同時に同じ方向に踏み出した場合にも、まだチャンスは残っている。たとえば片方の人が、いったん左に出しかけた足を、空中でちょっとひねって逆側に出す。こうして衝突は危うく回避される。いわば「一からではないやり直し」をおこなうのだ。

ペアを組んだ人の多くは、お互いの歩き方にあらかじめある程度注意を払おうとする。その結果、すれ違いという最終段階よりもかなり早い時点で、お互いの行動を観察し、それに対してリアルタイムで調整している。「身構え」が、すれ違いというささいな行動にもあらわれるのである。

重要なことは、これが単なる一方的な予測ではないことだ。先に踏み出した人の行為はあくまできっかけであり、そこから相手の人がどう反応するかによって次の行動は決まってくるのである。

もちろん、こうした行動はいちいち「ええと、次は右で……」というふうには言語化されない。しかしすれ違いという、ごくありふれた行動のときでさえ、わたしたちはさっと身構え、お互いが次におこなうであろうことを推測し、ささいなきっかけを使ってうまくお互いの体を調整しているのである。

終章

なぜあの人は「できる」のか

1　スリップ（間違い）にヒントがある

意識していないところで行き詰まっている

介護施設にお邪魔して、自分でも何度か介助をやってみて、もっとも興味を惹かれたのは、介護でしばしば直面する「行き詰まり」を職員の人たちがどうやって解決しているかだった。

介護の経験が浅い人は、しばしば、日常のちょっとしたことが思いどおりにいかない場面に出会ってとまどう。たとえば食事介助をしていて、こちらがいくらスプーンを口元に運んでも、相手が口を開こうとしない。食事を終えて口腔ケアをするために立ってもらおうとしても、なかなか椅子から腰を上げてもらえない。ベッドの真ん中に寝てもらおうとするのに、端で体を落ち着けてしまう。

この本では、こうしたちょっとした「行き詰まり」が、思わぬ形で解決した例をいくつか取り上げた。たとえば、第1章であげたカワカベさんの「真似」はそのよい例だ（一四頁参照）。行き詰まっていた食事や立ち上がりが、相手がこちらの行動を（こちらの思わぬ形で）真似してくれることによって、前に進む。

この際に重要なことは、行き詰まりが解決するとき、それはしばしば、こちらの思わぬ形をとることだ。そしてもう一つは、それが単にでたらめな形ではなく、こちらの出した行為に埋め込まれた、こちらの意識していない部分によって始まることだ。

逆にいえばわたしたちは、自分の意図や意識が届きにくいところで行き詰まっている。

「言い間違い」から「やり間違い」へ

わたしたちの日常にあらわれ、わたしたちの意識から逃れるちょっとした間違い。それを最初にまとまった形で記したのはフロイトだった。

フロイトはそれまでに記述されてきたさまざまな「言い間違い」を分類し、その背後に、表には出ていないわたしたちの無意識が隠されていることを示した。

なるほど、そう考えると納得できそうな例はいくつかある。

たとえばわたしはある会話で、相手がぎっくり腰の話をしているときに、あいづちを打とうとして、「びっくり……あ、ぎっくり腰って重いもの持たなくてもなるね」と言い間違えたことがある。そのときわたしは突然、かつて自分の母親が、もう二〇年以上前に、驚いて腰が立たなくなってしまったときのことを思い出した。母親に対する自分の記憶が何気ない日常会話に突然割り入ってくることに、それこそ驚いてしまった。

その一方で、これは単にこのエピソードに対するわたしの記憶だけが問題ではないことにも気づいた。そもそも「びっくり」ということばと「ぎっくり」ということばとが、互いに似た音韻でなければ、こんな言い間違えにはならなかっただろう。それに、「びっくり」と「ぎっくり」はどちらも副詞で、どちらも文の同じ場所に位置することができる。フロイトのいう無意識だけでなく、こうした語自身の持っている性質も、言い間違いに関係しているに違いない。

わたしが思い出したエピソードにしても、必ずしも言い間違いの原因とは限らない。むしろ言い間違いによって「ぎっくり」と「びっくり」とが結びついたことで、わたしは昔のエピソードを思い出してしまった可能性もある。つまり個人的記憶は、言い間違いの〝原因〟というよりは、言い間違いの〝結果〟として呼び出されたものかもしれない。

フロイトは、隠された欲望とそれを抑圧する力との関係によって言い間違いを説明しようとしたが、実はもっと多様な要因どうしの関係としてそれを説明できるのではないか。

認知科学者のドナルド・ノーマンは一九八一年の論文で、フロイトの扱った「言い間違い」を含め、日常生活のあちこちでわたしたちの身体がついやってしまう「やり間違い」をとらえ直すべく、さまざまな「スリップ（間違い）」を比較検討した。そしてスリップの背景には、行為をおこなうときに自分の知識をうまく組み合わせて行為を練り上げる過程、つまり「スキーマ」が働いているのではないかと考えた。

ノーマンのアイディアは今では古典的な考え方だけれど、高齢者介護の問題を考えるためのヒントを与えてくれるので、あらためて説明しておこう。

親スキーマと子スキーマ

わたしたちはちょっとしたことをしようとするときに、ゴールを達成するまでの大きなスキーマを立ち上げる。このスキーマは階層構造になっていて、大きなスキーマを達成するためにの小さなスキーマをいくつも動かす。大きなスキーマのほうを「親スキーマ」、小さなほうを「子スキーマ」と呼ぶ。

日常の動作では、子スキーマは、ある判断のポイントが来るまではかなり自動的に働く。たとえば《トイレに行く》という親スキーマが働き出すと、〈立ち上がる〉〈トイレまで歩いて行く〉〈トイレのドアを開ける〉といったいくつもの子スキーマを次々と実行することになるが、わたしたちは通常、こうした子スキーマをことさら意識することもなくこなすことができる。それどころか、ある時間のうちにいくつもの行為を同時におこなうことまでできる。

たとえばトイレへと歩きながら誰かとしゃべったり、片方の手でドアを開けながらもう片方の手で電灯のスイッチを押すこともできる。いくつかの子スキーマを同時におこなったからといって、元の親スキーマを簡単に見失うわけではない。電灯のスイッチを押そうとした途端、自分がいま何をするつもりだったかすっかり忘れてしまうなどということは、普通は起こらない。

子スキーマをさらに分割するという方法

しかし、認知症高齢者の介護に多少関わったことのある人なら、多くの人にとっては意識せずともやり遂げてしまえるこれらの子スキーマが、認知症高齢者にとっては引っかかりを生んでしまうことに気づくだろう。たとえば、第1章の冒頭にもあげたカワカベさんがこれに当たる。蒲焼きを食べるカワカベさんにとっては、箸の上げ下ろし、どれか適当なおかずへと箸をのばすことといった、通常なら意識せずともやり遂げてしまえるような子スキーマの一つひとつが難しい。

ではどうすればよいか。解決策の一つは、わたしたちがふだんは分割せずにひとかたまりに感じている子スキーマを、一つひとつ解決可能なさらに小さなスキーマに分割することだ。カワカベさんの食事では、「皿から食べものを取る」という子スキーマをさらに小さなスキーマに分けて、そのつどそれを真似てもらうことで、うまく食べてもらうことができた。

食事場面以外にもこのやり方は応用できるだろう。ある職員さんは、入浴室に入った途端ためらって前に進めないお年寄りをナビゲートするときに、「まずここに足ついて……次はここ……それでここを手で持とう」というふうに、一歩一歩踏み出すべき位置をことばと身体を使って示すのだという。

子スキーマはもつれやすい

しかし、子スキーマはいつもうまく分割できるとは限らない。

ある日、カワカベさんが、お盆を流しに運ぼうとして立ち上がれなくなったことがある。食事を終えたカワカベさんは、流しの前に立っていた職員さんから「カワカベさーん、お茶碗持ってきて、洗わんならんし」と声をかけられた。カワカベさんはさっそくお茶碗の載ったお盆を両手で持ち上げたのだが、それから洗い場のほうを見たまま、行き詰まってしまったのだ。

何が問題かは、わたしにもすぐにわかった。カワカベさんの足腰では、両腕の力を借りなければ立ち上がれない。まずテーブルに両腕をつき、ゆっくり前傾姿勢をとりながらテーブルと腕に体重を預けていき、それとともに腰を上げて、ようやく立ち上がることができる。ところがいまや、その肝心の両腕がお盆でふさがっているのだ。

傍から見ているかぎり、解決するのは簡単だ。まずお盆をいったんテーブルに置き、空になった両腕を支えにして立ち上がり、それからあらためてお盆を持てばよい。

実際、わたしがそのときに思ったのもそういうことだった。わたしは「先に立ちましょう、カワカベさん」と声をかけた。カワカベさんがけげんそうにこちらを見ているだけで、動かない。そこで「まず立ってから、それ持ちましょう」とあらためて声をかけると、カワカベさんはいったんお盆をテーブルに置いてから「あそこへ行けばいいの?」と洗い場を指さした。

ちゃんとわかっているのだ。なのに、こちらが「はい」と返事すると、またお盆を持ってしまう。カワカベさんは、お盆を気にしすぎた結果、お盆を持つことと立ち上がることの両方を実現しようとする。結局、座ったままお盆を持っているカワカベさんと、立っているわたしは、その場で行き詰まったまま見合ってしまった。

「あそこへ行けばいいの?」と自分から確認するくらいなのだから、カワカベさんには「流しの前に行く」という親スキーマはわかっているのだろう。ところが、お盆を持つという子スキーマと、立ち上がるという子スキーマの順序がわからなくなり、お互いにもつれてしまっているのだ。

ではどうすればよいか?

カワカベさんの問題をもう少し考えるために、ノーマンがおこなったスリップの議論の続きを見てみよう。

2 スリップを開いてつながるために

ノーマンによるスリップの分類

ノーマンは、「スキーマ」の考え方をさらに推し進めて、わたしたちが日常生活のなかでよくやってしまうスリップを、(1) 行為の意図に関わるスリップ、(2) スキーマの活性化に関わるスリップ、(3) スキーマの立ち上げに関わるスリップ、の三つに分類した。

一つ目は「行為の意図に関わるスリップ」。

これは、そもそも何を目標としているか自分でもうまくわからない場合、状況をうまく把握できていない場合（眼鏡をかけていないのに眼鏡をはずそうとしてしまう）、対象をはっきりさせていない場合（コーヒーカップとグラスが隣り合っているときに、うっかりジュースをコーヒーカップに注いでしまう）に起こるスリップを指す。

二つ目は「スキーマの活性化に関わるスリップ」。これはさらに「意図せざる活性化問題」と「活性化の消失問題」の二つに下位分類できる。

「意図せざる活性化問題」とは、現在おこなっている行為に関係のないスキーマが立ち上がってしまうこと。他のよく知っているスキーマに捕捉されてしまう場合（中蓋のない茶筒に換えたあと、ついいつもの癖で外蓋を勢いよく開けて中身をこぼしてしまう）、外的要因のせいで別のスキーマが活性化してしまう場合（お茶をいれかけて、子どもの声がした瞬間にそちらに目をやってこぼしてしまう）、連想的に似たスキーマが立ち上がってしまう場合（ほうじ茶の葉の色がやけに濃いなと思い、気がつくとコーヒーフィルターを用意しはじめている）がこれに当たる。

「活性化の消失問題」とは、途中でせっかく立ち上げたスキーマが失われてしまうこと。何をやっているか忘れてしまったり、行為連鎖の各要素がばらばらになったり、一部を飛ばしてしまったり、一部を繰り返し続ける場合がこれに当たる。探し物をしていたのに、何を探していたのかわからなくなったり、どこを整理していたのか途中でわからなくなったり、探すべき場所をいくつか抜かしてしまったり、気がつくと同じところを何度も探している状況を思い浮かべるとよいだろう。

三つ目は、「スキーマの立ち上げに関わるスリップ」。これもさらに「タイミング問題」と「立ち上げ損ない問題」とに下位分類できる。

「タイミング問題」とは、スキーマが適切なタイミングで活性化されないこと。子スキーマの順番が逆になってしまう場合（調味料を入れる順序を間違えてしまう）、二つの子スキーマをブレンドしてしまう場合（炒める材料を煮る材料と一緒にしてしまう）、考えているだけのつもりがそのまま行為に漏れ出てしまう場合（もう少ししたらレンジの火を消さなければと思っているうちに、手がすでにレンジの火を消している）、機が熟していないのについやってしまう場合（沸いていないぬるま湯を急須に注いでしまう）などがある。

「立ち上げ損ない問題」とは、スキーマがうまく立ち上がらない場合のこと。他の競合するスキーマに取って替わられる場合（お茶を探しているつもりが、気がついたら戸棚の整理に夢中になっていた）、動機が低くて結局それきりになってしまう場合（お茶をいれようかと思っているうちに立ち消えになってしまった）、用意された条件が立ち上げの条件とうまく折り合わない場合（お茶をいれようとしたらお茶の葉が切れていた）がこれに当たる。

スリップは個人の問題か？

ノーマンは、ごく日常的なスリップを分析した結果、このような分類にたどり着いたのだが、興味深いことに、これらの分類はそれぞれ認知症高齢者介護で出会う現象に驚くほど当てはまる。

たとえば、台所仕事を手伝っている高齢者がうっかり器を間違ってしまう（「行為の意図に関わるスリップ」）ことはよく見かける。第1章でカワカベさんが立ち上がろうとしてテーブルに置いたふきんについ注意がそれてしまった（二〇頁参照）のは「スキーマの活性化に関わるスリップ」であり、そこには「意図せざる活性化問題」が関わっている。この章であげた、カワカベさんがお盆を持ったまま行き詰まってしまった例は、「スキーマの立ち上げに関するスリップ」であり、お盆を持つという子スキーマと立ち上がるという子スキーマの順序が逆になってしまうのだから一種の「タイミング問題」と見ることができる。

認知症高齢者の行動は、ときに奇異に感じられるけれど、ノーマンの分析を見れば、それらの多くは誰もが起こしがちな日常的スリップと地続きなのだということがわかる。

一方で、ノーマンのスリップのとらえ方には、限界もある。それは、スリップを徹底して個人の認知の問題として扱っていることだ。

わたしたちは、たしかに日常的なスリップを数多く経験する。その一方で、そうしたスリップにすぐ気づくことができるし、すぐに自分一人でやり直すことができる。ところが認知症高齢者の場合、これらのちょっとしたスリップはしばしば本人だけでは乗り越えることができない。そして、そばにいる人がただ間違いを指摘しただけでは、また同じスリップへとたどり着いてしまう。「なんでできないの!?」と言ってもどうにもならない。それを本人の認知のせいにしているかぎり、行き詰まってしまう。

実は、わたしたちが介護現場で出会う問題の多くは、個人の認知の問題だけでなく、誰かとの相互行為の問題を含んでいる。たとえば、カワカベさんが立ち上がろうとしてお盆にこだわっていたのは、そもそも職員さんから「お茶碗持ってきて、洗わんならんし」と声をかけられたからだ。

カワカベさんは、単に自分勝手な親スキーマを立ち上げて一人で困っているのではなく、《職員さんの要求に応える》という親スキーマを解決すべく〈お盆を持つ〉という子スキーマにこだわっている。その結果、〈立ち上がる〉という別の子スキーマと、〈お盆を持つ〉という子スキーマのあいだがもつれて、行き詰まっているのだ。

スリップを他者に開く方法

カワカベさんのお盆の話には、続きがある。流しの前にいた職員さんは、わたしたちのやりとりを見るに見かねたのか、「カワカベさん、こっちのテーブルに置き」と、カワカベさんの横にあったもう一つのテーブルを指さした。

カワカベさんが、「え?」という表情で視線を向けると、職員さんはもう一度「こっちのテーブルにいっぺん置こう」と言う。するとカワカベさんはお盆を持ったままゆっくり座り直して、横のテーブルに向き直ると、端っこにお盆を載せた。「そうそうそうそうそう」と職員さんが促すと、カワカベさんはお盆をさらにテーブルの中央に手をぐっと伸ばして押し込んだ。

こうなるともうお盆はカワカベさんから遠ざけられてしまい、簡単には持てない。この機を逃さず、職員さんは流しの前からやってきて両手をカワカベさんに差し出した。カワカベさんは素直に両手を預けて、立ち上がり行動に移った。よろよろと立ち上がったカワカベさんは、横のテーブルに一時避難させていたお盆を両手で取って、ゆっくりと洗い場へと歩き出した。

わたしは、職員さんが単にカワカベさんにやり直しを要求するかわりに、簡単なゴールを設定したのに感心してしまった。お盆を元のテーブルに戻したとしたら、カワカベさんはふたたび同じ行き詰まりへと導かれてしまう。しかし「別のテーブルにお盆を置く」というゴールを設定すれば、お盆を持つ行動は報われるし、お盆を置くことで両腕は空になる。

ここで重要なことは、カワカベさんの行き詰まりは、個人ではなく、職員さんとカワカベさんとの相互行為によって解決された、ということだ。カワカベさんは、自分一人では解決できない行き詰まりを、職員さんのアイディアによって乗り越えることができたのだ。

もう一つ重要なことは、実は職員さんのアイディアもまた、カワカベさんの行動をヒントに考え出されたことだ。

職員さんは、なにも白紙の上にいきなり「お盆を横のテーブルに置く」ことを思いついたのではない。彼女は座ったままお盆を持ち続けるカワカベさんの姿を見て、これではいかんと思ったのだろう。つまり、カワカベさんが自分の行動を中断したあとすぐに元に戻らずにしばらくそのままでいたので、その姿が職員さんの目に止まったのである。

わたしたちはカワカベさんのように、何かに行き詰まったとき、その行き詰まりの形を身体にあらわすことがある。その形は、本人だけでなく他の人にも目に見える形で（あるいは触れる形で）開かれており、利用することができる。このような相互行為的な解決は、ノーマンの想定していなかったことだ。

この点をもう少し、詳しく考えてみよう。

3 まずは注意の獲得、そして「粘り強さ」

体はうるさすぎる

「わたしたちの身体は他の人に開かれている」と書くと、そんなことは当たり前だと思う人がいるかもしれない。わたしが相手の目の前に立てば、わたしの身体は相手から丸見えになる。だからわたしのやることなすことは、みんな相手にわかってしまう。それだけのことではないか。

しかし、実際にはそうはいかない。

わたしたち一人ひとりの身体は雄弁で、とても「うるさい」。顔は表情を送り、指先や手や腕は意味ありげに動き、姿勢は気まぐれにゆらゆら変わる。たとえそれらがすべて相手に見えたとしても、どこに注目し、何を手がかりにすればよいのかは簡単にはわからない。そもそも何人もいる場では、誰に注目してよいかさえすぐにはわからない。

注意のしかたに問題を抱えている認知症高齢者にとって、他人の身体はこちらに開かれているどころか、「まどわしの素」といってもよい。

だから介護の場で自分の身体を相手に開くには、単に相手の前に立つだけでなく、いまから相手と自分とのあいだでおこなおうとしている行動に向けて、お互いの注意をうまくナビゲートしていく必要がある。だが、どうやってナビゲートするのか?

まずは注意を獲得する

最初の手がかりとなるのが「注意獲得行動」である。

注意獲得行動は、比較発達心理学者のマイケル・トマセロの用いていることばだ。わたしたちは、まだこちらに注意を向けていない相手と何かをしようとするときに、しばしば相手の注意を引こうとする行動をとる。たとえば遠くに知り合いがいるのを見つけたとき、「おーい!」と大声で呼びながら、物陰から身を乗り出して、大きく手を振る。このとき、わたしたちは知らず知らずのうちに、適切な注意獲得行動をおこなっている。

広々とした環境のなかで、相手はこちらに目を向けているとは限らない。そこで「おーい！」と呼ぶことによって、視覚よりも聴覚に訴える。目は視野のなかにあるものにしか向けられないが、耳はあらゆる方向に開いているからだ。また目を引くものがたくさんあるときには、そのなかで目立つように、相手に見えるように自分の位置を調整し、相手の視線をとらえる行動を起こす。身を乗り出して大きく手を振るのはこのためだ。

わたしたちは、ふだんは意識せずとも、この注意獲得行動をおこなっている。だが認知症高齢者と接するときは、意識的に、相手の注意を引くようにおこなうことが必要になってくる。たとえば、第1章で紹介したユマニチュードの「話す技術」を思い出そう（五六頁参照）。

介護者はいきなり相手の両手を持って起こすのではなく、まず相手の視野にこちらの顔が入るように〝覗き込む〟。そして、相手の目を見てから「ハナさん、背中拭きますね」と声をかけ、聴覚的に相手に訴える。それから「両手をあげてくださいますか」と、これから相手とおこなうことを口にする。いきなり相手に触れたり本格的な行為をおこなうのではなく、視覚と聴覚によって、こちらへの注意を獲得する。

こんなふうに、ユマニチュードで考えられている技術のいくつかは、実はわたしたちが日常的に用いているコミュニケーション技術に似ている。だからこそ、介護者にとっても高齢者にとっても直感的に理解しやすい。ただ、いつもより注意の獲得の仕方を少し工夫する必要がある、ということなのだ。

「すばやい」は、よく見ると「粘り強い」だった

いったん注意が獲得されればあとはスムーズにまとまったやりとりが進むかといえば、そうとは限らない。前にも書いたように高齢者とのやりとりでは、あるまとまった親スキーマが立ち上がったかに見えても、子スキーマがわからなくなったり、もつれたりすることがある。

相手の視線もはっきりとらえた。やろうとしていることを伝えた。けれど、途中でつっかえてまた一からやり直し、という経験は、介護ではしばしば起こることだ。こんなときどうすればいいだろう？

ここでちょっと視点を変えて具体的に考えるために、ベテランの介護士さんの「粘り強さ」について考えてみよう。

いくつかの高齢者介護施設にうかがって、ベテランの手際のよい職員さんの動作をいろいろ拝見するうちに、わたしは、こうした人のやっている行為が「粘り強いな」という印象を持った。最初、目が慣れないころはむしろ「すばやいな」と思ったのである。わたしなどがたまにお手伝いするときに感じる、とまどいや逡巡がない。決断が早く、動作が速い。相手に立ってもらいたいときには、さっと立ってもらう。入浴してもらいたいときには、「行こか」と明るく言い放って、気がついたらもう相手の手を引いている。

しかし何度か施設に通い、こちらの目が慣れてくるに従って、印象は少し違ってきた。いくら介護者の手際がよくても、お年寄りのなかには、立とうとして再び腰を下ろそうとしてしまう人もい

るし、体をうまく支えられなくて、一回ではすいと立てない人もいる。

わたしなどはこんなとき、ついつい相手のあきらめに合わせて力を抜いてしまい、また最初からやり直しをしてしまう。けれどベテランの職員さんは、どうもそうではないのだ。相手が完全にあきらめて脱力してしまう前にもう一声かけて、そこまで続けてきた動きを止めていないように見える。

わたしの場合はすぐ一からやり直してしまうのだが、職員さんの方は一ではないところからやり直している。つまり「粘り強い」のである。これはどういうことだろう。

4　一ではないところからやり直す――会田さんのベッド介助

ベテラン、スリップする

「一ではないところからやり直す」「粘り強い」といった具合に、その場で観察したときに直観できる感想には、何かのヒントが隠されていることが多い。

けれど、それが単にわたしの思い込みからくる感想なのか、それとも職員さんのやっていることのなかに埋め込まれている動作からくることなのかを確かめるには、ビデオをあらためて見る必要がある。介護場面に限らず、わたしたちがふだん交わしていることばや動作は、わたしたちが自分で意識しているよりもずっと濃密で、そのすべてを一回の観察ですべて理解するのはとうてい無理なのだ。

これから、いくつかの異なるスリップ場面で、介護者がどのように「一ではないところから」やり直し、うまく切り抜けていくかを見ていくことにしよう。

まず第一の例は、ベッド介助だ。

ある介護施設で、ベテランの介護士さんがおこなう入居者のベッド介助を何度か撮影させていただき、それを持ち帰ってコンマ秒単位で詳しく分析してみた。すると、おもしろいことがわかった。ベテランの職員さんも、小さく「スリップ」していることがあるのだ。スリップといっても、深刻な失敗ではない。わたしたちが見過ごしてしまうくらい小さく、そして取り返しのつく失敗なのである。

ベテランのスリップがどんなものなのかを、介護職員である会田さんとシノさんの例で見てみよう。

言い直しはスリップの証拠

シノさんは足腰が弱っているので車椅子を使っている。けれど、入浴やトイレ介助やベッド介助のとき、つまり車椅子から別の場所へと移動するときに、ほんのわずかな時間「立って」「腰を下ろす」。それは時間にすれば一〜二秒のことだけれど、シノさんが自力で「立って」「腰を下ろす」

時間であり、シノさんが自分の腕と脚で自分の体重を感じる時間でもある。

ある日のこと。会田さんはシノさんの車椅子を押していつものようにシノさんの個室に戻ると、昼寝をしてもらうべく、車椅子の正面をベッドにくっつけた。

さて、ここで、車椅子からベッドへの移動をするのが難しい。シノさんは、物につかまればなんとか自力で立ち上がることはできる。だからもうあとは立って移動するだけなのだが、シノさんの背中はぴたりと車椅子に張り付いたままで、立ち上がる構えは微塵も見えない。

そこで会田さんはまず、「ここ持って立とう」と言って、シノさんの左手をベッド脇の手すりに導く。

「立って」ではなく、「ここ持って」と言い添えることで、「立つ」という親スキーマは、手すりを持つという子スキーマとその腕に力を入れるという子スキーマに分割される。しかも「ここ持って立とう」という発声は、これからおこなう「立つ」という行動に向けての注意獲得行動になっている。

自然とシノさんの上体は前傾姿勢となり、ようやく背中が車椅子から離れる。

「はい、はい、はい」とシノさんは素直に左手でベッドの手すりを握る。

同時に、車椅子の縁をつかんでいる右手にも少し力が入る。あとはシノさんが両腕に力を入れて腰をあげればいい。

会田さんは、ちょうど人の手が入るくらいに空いているシノさんの背中と車椅子の背とのあいだにすいと腕を滑り込ませて、シノさんのパジャマの腰部分をつかみ、「いち、にい、のー、さん、ハイ立って。立つよー」と掛け声をかける。

介護に慣れた人なら、これはお手本のようなベッド介助だと気づくだろう。シノさんの左右の腕はそれぞれ、ベッドの手すりと車椅子の手すりをつかんでいる。両腕で体重を支える体勢が確保されている。会田さんはシノさんの腰を引き上げることで、立ち上がりを助けている。どこにも失敗などないように見える。

しかし、ここで小さなスリップが起こっているのである。ポイントは「はい立って。立つよー」と、二度言っているところだ。こうした「言い直し」が起こっているところでは、小さな「やり直し」、つまりスリップが起こっていることが多い。

ビデオを見直してみよう。会田さんの「いち、にい、のー、さん」という掛け声と同時にシノさんも自ら腰を上げてくれれば理想的だったのだが、実際にはそうなっていない。車椅子の手すりを握っているシノさんの腕の位置が前すぎて、体をうまく支えることができていないのだ。ここでシノさんの腰は、ちょっと浮いてすぐに椅子に沈んでしまっている。

会田さんの思惑がはずれたことは、彼女の掛け声のリズムを見るとわかる。「1：いち」「2：にい」「3：のー」まではいかにもリズムどおりにカウントしているけれど、最後の最後で「4：さん、はい立って」といきなり早口になっている。「さん」と言ったときに、会田さんの予想どおりにシノさんの力が入らなかったので、会田さんは急いで「はい立って」と言い添えた。しかし時すでに遅し。結局シノさんの腰は再び椅子に沈んでしまったのである。

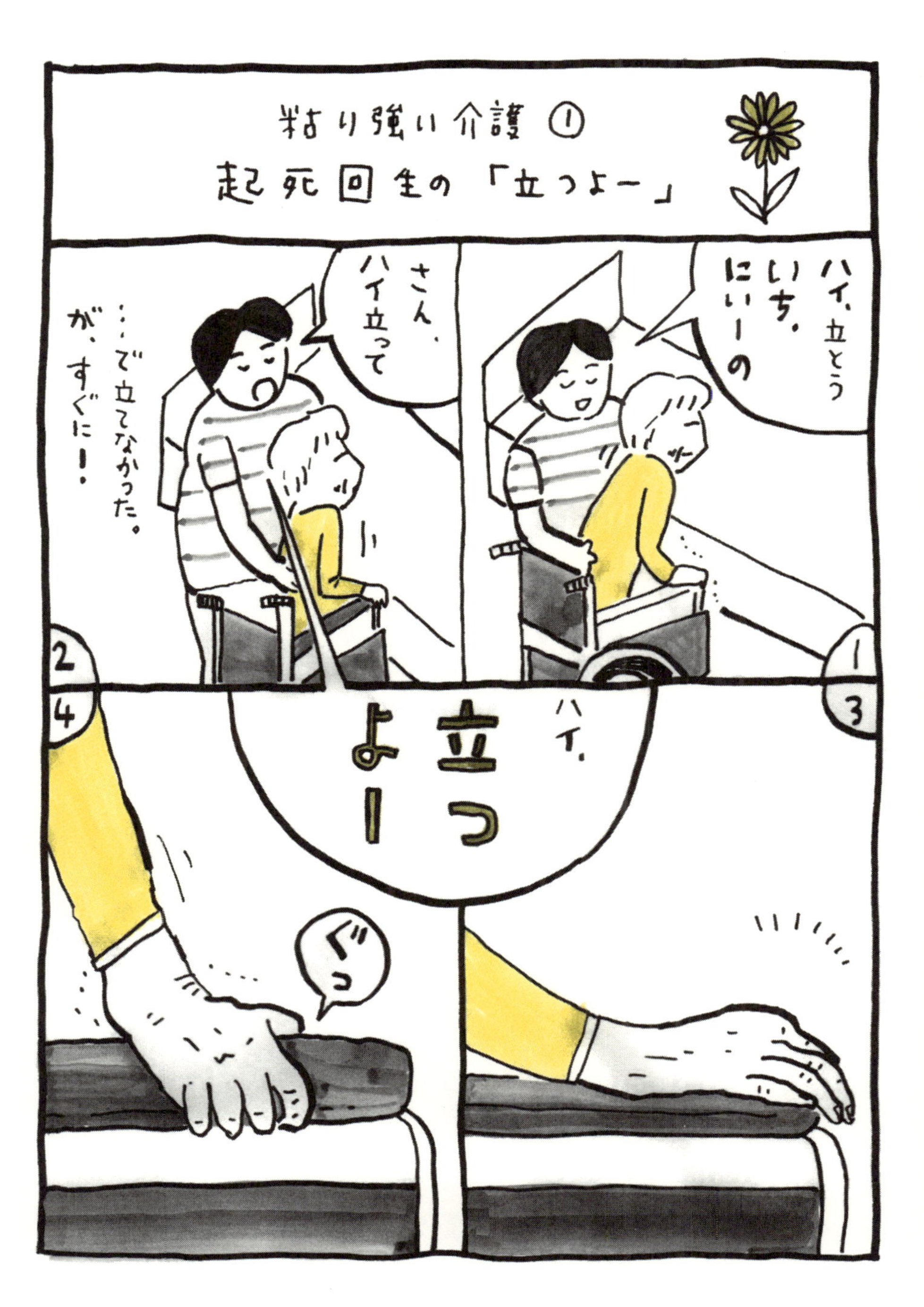
粘り強い介護①
起死回生の「立つよー」
ハイ、立とう
いち、
にぃーの
さん、
ハイ立って
…で立てなかった。
が、すぐに！
ハイ、
立つよー
ぐっ

起死回生の「立つよー」

しかし、ここからが会田さんの「粘り強い」ところだ。

シノさんの腰がちょうど椅子に沈むタイミングで、会田さんはすかさず「立つよー」と今度は少し大きな声で呼びかける。するとシノさんは自分のほうから「立つ」とつぶやくと同時に、車椅子の縁にかけていた手を少し後方にずらせた。これで先ほどよりも体重を支えやすくなった。この機を逃さず、ふたたび会田さんはシノさんの腰をつかむ。

「立って、で、ここに座ろう。がんばれ」

今度は明らかにシノさんの体に力が入っている。まるで立とうとして座ってしまったことが、シノさんに「立つ必要性」を気づかせたかのようだ。

そして、シノさんは立つ。両手は相変わらずベッドの手すりと車椅子の手すりをつかんでいるし、会田さんは相変わらず腰をつかんでいるものの、とりあえず車椅子の座席からは完全に離れており、ほんの一～二秒だけれど、シノさんはちょっとふらつきながら、なんとかその姿勢を保っている。

なぜシノさんは立つことができたのだろう。原因の一つは、スリップの起こったあと、会田さんが、シノさんの子スキーマに対する注意が逸れないうちに、すかさず「立つよー」と言い添えたことだ。

スリップが起こると、人はそのスリップを修正すべく体を調整しようとしはじめる。ただし、ただ元の状態に戻るのでは、また最初からやり直すことになってしまう。

ここで、「粘り強さ」が効いてくる。たとえスリップしても、子スキーマに注意を向けた体をまるごとあきらめてしまうのではなく、スリップした体の形と注意がまだ残っているうちに、微調整をおこなう。会田さんの「立つよー」に対してシノさんが自分の手を少し後方にずらせたのが、まさにこの微調整だ。

もしここで、シノさんがあきらめて、車椅子の手すりに肘を落ち着けてしまったら、最初からやり直しになったことだろう。シノさんの手が手すりをぐっと握っているうちに、会田さんが粘り強く「立つよー」と言ったことで、二人は「一からではないところから」やり直すことができたのだ。

スリップを「手掛かり」に変える技

会田さんの声かけは「粘り強い」と書いたけれど、実際にはコンマ秒単位の、あっという間の出来事だ。慣れない目には、何の躊躇(ちゅうちょ)もなく、さっさと立ってもらっているように見える。ベテランの「粘り強さ」とは、ビデオでコマ送りしながら何度も観察するとようやく見えてくる、ごく短い時間のなかでの出来事なのである。

スリップに出会ったときに相手の注意を「粘り強く」維持しながら、相手の注意が消えないうちにコンマ秒単位のタイミングでさっと次の行為を繰り出す。そのことで、スリップは次の行為を生む手がかりへと変わるのだ。

5 拒否の手前で動き直す——滝井さんの食事介助

「閉口」に閉口……

スリップを次の行為の手がかりへと変える「粘り強さ」を考えるために、第二の例を考えてみよう。これはわたしのゼミの卒論生の前田妙咲代(さちよ)さんがおこなった食事介助の観察だ。

前田さんは、認知症高齢者用の介護施設でアルバイトを始めた。そこで彼女が困ったのが、要介護度4のマルイさんの食事介助だった。彼女がやると、マルイさんの食事は一時間もかかってしまう。ところがベテラン職員の滝井さんは、ものの一五分ほどで済ませてしまう。前田さんは、そのあまりの違いに驚いて、自分の介助とどこが違うのかを考えはじめたのである。

食事介助で難しいのは、相手が口を閉ざす場合、すなわち「閉口」してしまう場合だ。

閉口の原因にはいろいろある。まだ口のなかのものが咀嚼しきれていないので、もう少し後なら受け入れることができるのかもしれないし、そもそも差し出されたものではない別の物が食べたいのかもしれない。事態をさらに複雑にしているのは、口を閉ざしていても、口に箸を近づけていくと意外や口が開いて、すいと食べてもらえる場合があることだ。

食べる本人にとっては何か口を開ける理由があるのかもしれない。けれど介助する側は、目の前の閉口が何を表しているのか、口のなかをこじ開けることなく判断しなくてはならない。

前田さんは閉口に出会うたびに、相手は拒否しているのだろうと解釈をして素直に箸を引っ込めていたのだが、それでは長い食事時間は簡単に縮まらなかった。

滝井さんはなぜ拒否されない？

一方、ベテラン職員の滝井さんはこの判断を実にうまくおこなっていることに前田さんは気がついた。滝井さんは、マルイさんの咀嚼の時間を推しはかり、口のなかに間隙ができたであろうタイミングを見計らって、さっと箸を差し出す。

ときには箸のかわりにお茶を差し出すのだが、そのタイミングも重要だ。お茶は口に残った咀嚼物を流し込むのによいし、リフレッシュの効果もある。滝井さんは、ところどころでお茶をあいだに挟むことによって、マルイさんの咀嚼をスムーズにしていたのである。

さらに、一回に口に入る量も重要だ。前田さんから見ると滝井さんは、口元でこぼれてしまうのではないかと思えるくらい、ちょっと多めの量を口に運ぶ。その一方で、もう片方の手で椀を食べている本人に見える高さまで持ち上げて、箸の下に添える。こうすると、食べる本人にも、こぼれても問題ないことがわかるから、失敗を恐れずに思い切って口を開け閉めできる。結果的にはまったくこぼすことなく、差し出されたものを一口で口に入れることができる。

しかし、なんといっても滝井さんが違うのは、ほとんど拒否らしい拒否にあわないということだ。滝井さんが箸を近づけると、閉口していたマルイさんの口はすいと開いて、すぐにそのひと箸を食べてもらえる。

顔をそむけた瞬間、箸を引っ込め、お茶に移行

新米の前田さんと滝井さんとでは、最初からマルイさんの反応が違っているということなのだろうか。いや、よく見ると話はもう少し複雑だ。

コマ送りで見ていくと、実は滝井さんに対しても、マルイさんから小さなサインが出ていることがあるのに気づく。滝井さんが箸を近づけたとき、マルイさんは閉口するのと同時に、箸から口を遠ざけようとするかのように頭をちょっとだけ上げることがあるのだ。

この動きは、前田さんとマルイさんの場合では、もっとはっきりした形でしばしばあらわれる。マルイさんは露骨に顔をしかめて、への字にした口を遠ざける。こうなるともう、はっきりとした拒否だ。前田さんはひるんでしまい、差し出した箸を引っ込めてから、どれなら食べてもらえるのか、しばし迷ってしまう。

一方、滝井さんが「粘り強い」のはここからだ。

滝井さんは、マルイさんのほんのわずかな頭部の動きをすばやく察知して、すっと箸を遠ざけるとともに、もう片方の手でお茶の入った湯飲みをつかむ。すると、マルイさんの頭部がすうっと元に戻ってくる。そのタイミングで滝井さんは湯飲みを差し出す。すると、マルイさんは湯飲みにすいと顔を近づけてお茶をすする。拒否未満で終わるのである。

もしマルイさんが頭をぐいとそらせて差し出された箸を完全に拒否をすると、食卓に対して前傾

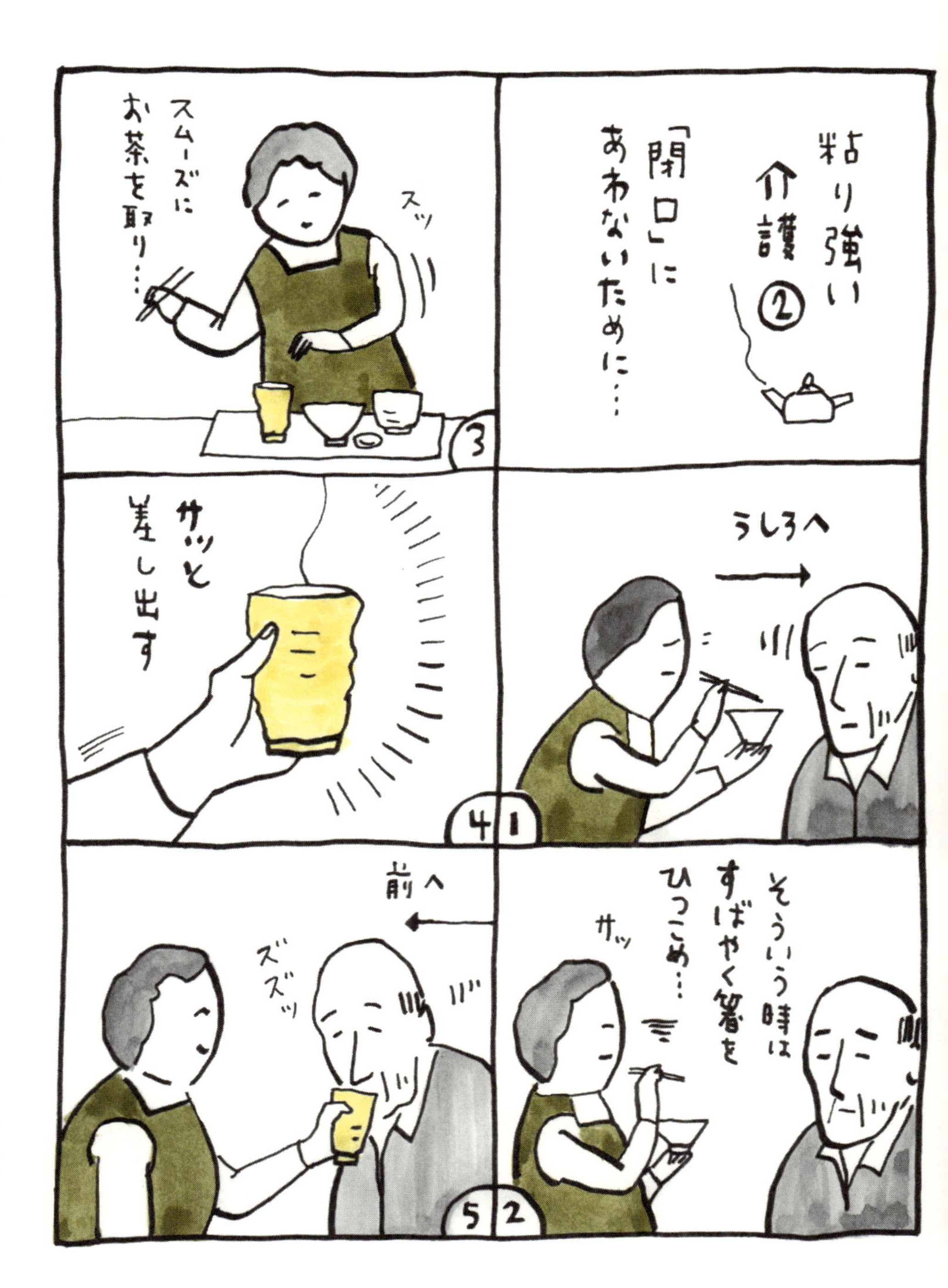
粘り強い介護②
「閉口」にあわないために…
うしろへ
そういう時はすばやく箸をひっこめ…
サッ
スムーズにお茶を取り…
スッ
サッと差し出す
前へ
ズズッ

していた体は椅子の背にもたれてしまう。こうなると、箸を差し出す前にもう一度「マルイさん、ご飯ですよー」と声をかけ、注意を獲得し直して、マルイさんの体を食卓に近づけなければならない。でも滝井さんがすばやく箸を引っ込めるおかげで、マルイさんの前傾姿勢は維持され、かわりに差し出されたお茶もスムーズに飲んでもらえる。それが食事の時間の短縮につながっているのだ。

拒否未満でお互いにストレスなし

相手の身体がはっきりと拒否の姿勢をとる前に対処することは、お互いの精神的負担を軽くする効果もあるだろう。申し出を拒否したり断られる関係が続くと、お互いに疲れてしまう。実際、前田さんは最初、マルイさんの気持ちがわからないのは自分のせいではないかと、ずいぶんしょげていたのだ。

ベテランの滝井さんは、マルイさんの拒否が姿勢にはっきりとあらわれる直前に、自分の申し出(＝差し出した箸)をひょいと引っ込め、「拒否する／される」関係に陥らないやり方で食事介助をしている。介助に慣れた人は、「なんだ、そんな簡単なことか」と思われるかもしれない。しかし、わたしがさまざまな食事介助場面の映像を見直してみると、相手が顔をそむけている口元に、追跡するように箸や匙を差し出している人はけっこう多いのである。

たしかに何回かに一回は、そうした「追跡法」で食べてもらえる。けれどその後には、姿勢がややテーブルから遠ざかり、スムーズな食事で見られるテーブルへの前傾姿勢が解けてしまう。長期的に見ると、相手のいやがる食事介助をしない滝井さんのやり方のほうが、スムーズかつ短期間に食べてもらえるようだ。

6　身体で示し合う――藤田さんの延長ジェスチャー

「〝たどん〟ちゅうて」

高齢者と介護者のあいだで起こる「粘り強さ」を示す第三の例は、回想法における「延長ジェスチャー」だ。

相手と動作で何かしているとき、わたしたちはしばしばいったん自分の動作を中断してから、相手とのやりとりのあいだに動作を延ばしたり変更したりすることがある。特に会話のことばが終わっても、身体がまだ動作を引き延ばしている場合を「延長ジェスチャー」と呼ぶ。これはすでに第3章で紹介した（一〇四頁参照）。こうした延長ジェスチャーは、介助する側だけでなく、介助される側もおこなうことがある。

延長ジェスチャーが、高齢者と介護者のあいだでどんなふうに用いられるかを見るために、回想法の一場面、第2章であげた「たどん」の話をもう一度見てみよう（六三頁参照）。

ふだんは無口なアキさんがめずらしく「〝たどん〟ちゅうて」と小さな声で話し出した。

このとき実は、アキさんの話は語り出しからピンチに瀕していたのだ。というのも、アキさんが「ほしてこうしてたどんこしらえたあと」とたどんを両手でこねるポーズをした直後に、横から話し好きのウメさんが割って入ってきたからだ。

「あのう、いろりへ入れてな！」

ウメさんは声が大きくて話がうまいので、そのままいけばウメさんがアキさんの言いたいことを全部代弁してしまったかもしれない。しかしここで、アキさんと聞き手のリーダーである藤田さんは興味深い動作をしていた。

延長ジェスチャーに同化して話題を維持

まずアキさんは、ウメさんが割って入った直後に、両手でこねるポーズを中断したものの、手は引っ込めずに、たどんをこねるポーズのまま静止していた。延長ジェスチャーだ。

一方、聞き手の藤田さんも「粘り強かった」。

ウメさんが「あのう、」と言い出した瞬間にウメさんのほうへ顔を向ける一方で、それまで膝の上にあった両手をアキさんに向かって差し出し、アキさんの真似をして、丸いものを握るように合わせはじめたのだ。つまりウメさんが話しはじめたとき、アキさんと藤田さんの体は、両手の動作によって始まったばかりの話題を維持しようとしていたのである。

このあと藤田さんは、まだ両手を引っ込めていないアキさんに再び視線を向けて、「たどん……て、なんですか？」と聞き直した。その結果、アキさんはウメさんに話題をさらわれることなく、

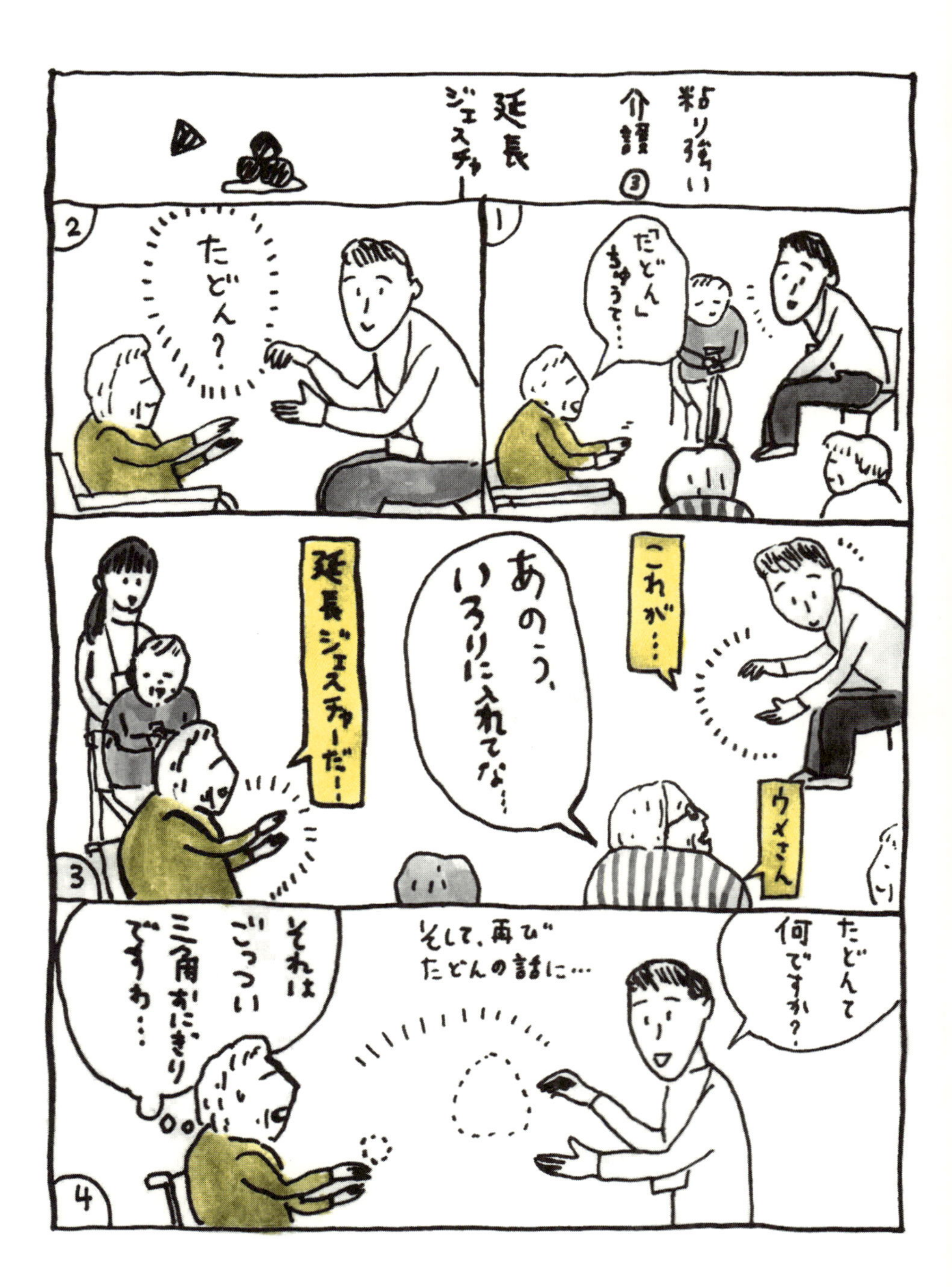
粘り強い介護③
延長ジェスチャー
「だどん」ちゅうて…
たどん？
これが…
あのう、いろりに入れてな…
延長ジェスチャーだー
ウメさん
そして、再びたどんの話に…
たどんて何ですか？
それはごっつい三角おにぎりですわ…

ふたたびぽつぽつと話しはじめた。この直後、アキさんと藤田さんとのやりとりは意外な展開を迎えるのだが、それがどんなものだったかは第2章に書いたとおりだ。

せっかく話しはじめた話題が中途で他の誰かに移ってしまうのは、ちょっとしたスリップといっていいだろう。このとき、おもしろいことに、アキさんの体はすぐにやりかけていた動作をあきらめるわけではない。アキさんの体はまだ、聞き手である藤田さんに対して開かれている。

その機を逃さず、藤田さんはアキさんの延長ジェスチャーに合わせるように体を動かしはじめ、さらにウメさんではなくアキさんに声をかけ直すことで注意を獲得し直した。その結果、アキさんの話は立ち消えることなく続いたのである。

7 「開き続けている身体」を発見し、再調整する

ゆるみ、反発し、一時停止する身体

これまで見てきたように、わたしたちはたとえスリップに出会っても、お互いの身体をすぐにリセットしてしまうのではなく、変化しながらも相手に対して開き続けている。その開き続けているときの形が、ゆるみや、小さな反発や、一時停止なのだ。

この開き続けている身体に対してすばやく次の手を打ち、お互いの身体を再調整する態度が「粘り強さ」であり、「一からではないやり直し」を産み出す。

ここで誤解のないように付け加えておくと、「粘り強さ」といってもそれは、同じ動きにこだわることではない。また、スリップのあといったん身体を落ち着けてしまった人にしつこく同じ動作を繰り返してもらうことでもない。

失敗したとすぐにあきらめるのでなく、お互いに開いている身体をすばやく再調整する、時間にすればコンマ秒から秒単位の行為が、ここでいう「粘り強さ」だ。

お互いのやりとりがスリップしかかると、わたしたちの身体はゆるみ、反発し、一時停止する。そこにやり直しのチャンスが潜んでいる。では、具体的にどんなふうにやり直せばいいのだろう。これまでの例にそのヒントはある。

やり直すための三つの条件

まず、「別解」を用意しておくこと。

ベテランの会田さんは、シノさんが立ち上がろうとしてゆるんだとき、すばやく「立つよー」と声をかけ直してから、シノさんの腰をすばやくつかんだ。滝井さんは食事介助でマルイさんの小さな反発にあったとき、躊躇することなく箸を引っ込めてお茶に手を伸ばしていた。

これらの別解を使うことで、一からではないやり直しをおこなうことができる。ただし、別解はすばやく出さなくてはならない。マルイさんがすっかり食事から気をそらし、体を椅子に預けてしまったら、もうお茶を出しても間に合わない。そうではなく、マルイさんの反発した頭が戻ってきたところにすばやくお茶を差し出すと、うまくいく。

もう一つは、声によって注意を獲得し直すこと。

会田さんがシノさんに「立つよー」と声をかけ直すことで、シノさんはゆるめかけた体を自ら調整し直そうとする。あるいは、回想法で藤田さんが「たどん……て、なんですか？」と聞き直すことで、アキさんはふたたび体を動かしながら話を再開する。

声は、こちらに視線を向けていない人や、こちらから視線をそらせてしまった人の注意を引き戻す力を持っている。これもまた、タイミングが重要だ。まだ相手の身体がこちらに対して開き続けている段階で、短い声をかける。そのことで相手の柔軟な変化を引き出すことができる。

そしてもう一つは、スリップのあとにまだ残っている身体の形を使い合うこと。

食事介助で滝井さんが箸を引っ込めると、マルイさんはそらした頭をすうっと前に戻してくる。しかも胴体は前傾姿勢を保ってテーブルに向かっている。この身体の状態を壊さないようにお茶を差し出すことで、食事の時間が継続される。あるいは回想法で、アキさんがたどんの形のジェスチャーを延長しているのに合わせて藤田さんが似た形のジェスチャーをすると、いったん途切れた会話はスムーズに再開する。

ともに身体を調整し合うパートナーへ

わたしたちは、誰かと共同して何かを達成しようとするとき、お互いの身体を調整すべく開いている。いったん開かれた身体は、たとえスリップに出会ってもすぐには消えない。消えずに残っている可能性を十分に使うことで、わたしたちはもっと柔軟な介護ができるようになる。

介護者が適切なタイミングですばやくやり直せば、介護される人の身体は自発的かつ柔軟に、うまくいく方向に変化する。たとえば、シノさんは自分で車椅子の手すりをつかみ直し、マルイさんはそらした頭を前に戻し、アキさんは中途で止めていたどんのジェスチャーを再開させる。

彼らの自発的な行動の変化なくしては、それぞれの介護者は次の段階にたどり着けなかっただろう。介護者は、うまくやり直すことによって、相手の自発性や柔軟さを発見することになる。

そして高齢者を、単に一方的な介助の相手としてではなく、介護行動のパートナーとして見直すことになる。

介護とは、介護する側が自分の身体の使い方を問い直すことであり、身体がどんな時間と空間を使って動いているかを点検し直すことでもある。

その答えを教えてくれるのは、実は当の相手の高齢者なのかもしれない。

あとがき

わたしはもともと動物行動学の出身で、学生のころはシャクトリムシやトンボを観察していたのだが、だんだん人間の声や動作のやりとりが気になりだして、大学院の途中から観察の対象を人間に切り替えた。それからもう二十数年になるのだが、ことばの通じない虫をじっと眺めていたときとやっていることはあまり変わらない。フィールドワークに出ても、たいていは、集まりから少し離れたところから、じっと観察している。

「細馬さん、うちらのことムシと思うてるやろ？」

と言われたこともある。通常の社会学や心理学、あるいは文化人類学のフィールドワークでは、当事者からの聞き取りや質問紙調査が研究の中心となるのだが、わたしの場合、見ている時間のほうがずっと長い。

この本には、よくも悪くも、そういうわたしの「観察」癖があらわれていると思う。職員さんや高齢者のみなさんの日ごろの思いを引き出す聞き取りは、ほとんど出てこない。かといって徘徊、誤嚥、転倒のような重大事故の記述があるわけでもない。

もちろん、これらはみな、認知症高齢者の問題を考えるうえで避けることのできない作業であり、誰かが書かねばならぬことだ。ただ観察者であるわたしの役回りは、当事者の意識からも逃れるような、ごく当たり前に見える「日常」の記述にあると思っている。それがどの程度うまくいっているかは、読者の判断に委ねたい。

＊＊＊

この本のもととなった研究は、多くの方にいただいたきっかけやご協力によって成り立っている。

私を最初に認知症高齢者対応施設の観察に誘ってくださった故上田宣子先生。グループホーム希望の家・綾戸、グループホームわかすぎの丘・七里、デイハウス須恵の郷、栄町グループホーム、高島市社会福祉協議会のみなさん。共同研究者の吉村雅樹さん、城綾実さん、中村好孝さん、秋谷直矩さん。神戸「音遊びの会」のみなさん、やまなみ工房のみなさん、「たんぽぽの家」のみなさん、佐久間新さん、成松祐子さん、田端一恵さん、前田妙咲代さん。そして、個々にお名前をあげることができないけれど、施設のなかで私とのやりとりにつきあってくださったたくさんの方々に、この場を借りて感謝します。

この本は終章を除いて、雑誌『訪問看護と介護』の連載「介護することば・介護するからだ」に毎月書いたものをもとにしている。当初は一年くらいで打ち切られるだろうと軽い気持ちで引き受けたのだが、フィールドノートのエピソードを書き起こし、ビデオを見直すうちに回が重なり、気がついたら五年近くにわたる長期連載になっていた。

最初に私を連載に誘ってくださった医学書院の三橋輝さん、編集担当の杉本佳子さん、小林弘和さん。単行本化にあたり、こみいったやりとりの大事なところをすてきなイラストで照らし出してくださったいざわ直子さん。そして、あちこち目移りしてなかなか腰を上げないわたしをあの手この手で立ち上がらせてくださった医学書院の白石正明さん、どうもありがとうございました。

著者紹介

細馬宏通（ほそま・ひろみち）

1960年、兵庫県生まれ。京都大学大学院理学研究科博士課程修了（理学博士／動物学）。現在、滋賀県立大学人間文化学部教授（コミュニケーション論）。2006年から介護現場での観察研究を始め、利用者やスタッフの会話にあらわれる身体動作を観察してきた。著書に『浅草十二階——塔の眺めと“近代”のまなざし』青土社、『ミッキーはなぜ口笛を吹くのか——アニメーションの表現史』新潮社、『今日の「あまちゃん」から』河出書房新社、『うたのしくみ』ぴあ、とその関心は幅広く、ジャンルを横断した“目利き”として知られる。

バンド「かえる目」では、ボーカルと作詞・作曲を担当。神戸の「音遊びの会」では、「遠くのおじさん」として即興演奏に参加。自転車に乗って歌っていること多し。

シリーズ
ケアをひらく

介護するからだ

発行　2016年 6月15日　第1版第1刷©
2016年10月 1日　第1版第2刷

著者　細馬宏通

発行者　株式会社　医学書院
代表取締役　金原 優
〒113-8719　東京都文京区本郷1-28-23
電話 03-3817-5600（社内案内）

印刷・製本　アイワード

ISBN978-4-260-02802-8

テキストデータ引換券
介護するからだ

◎本書のテキストデータを提供します。
視覚障害、読字障害、上肢障害などの理由で本書をお読みになれない方には、
電子データを提供いたします。
・200円切手
・左のテキストデータ引換券（コピー不可）を同封のうえ、下記までお申し込みください。
[宛先]
〒113-8719 東京都文京区本郷1-28-23
医学書院看護出版部 テキストデータ係

シリーズ ケアをひらく 

下記価格は本体価格です。

本シリーズでは、「科学性」「専門性」「主体性」
といったことばだけでは語りきれない地点から
《ケア》の世界を探ります。

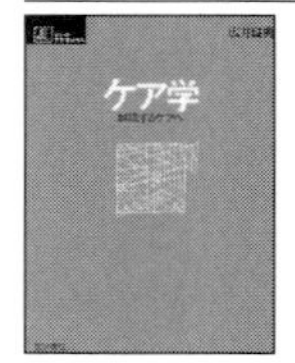

ケア学：越境するケアへ●広井良典●2300円●ケアの多様性を一望する———どの学問分野の窓から見ても、〈ケア〉の姿はいつもそのフレームをはみ出している。医学・看護学・社会福祉学・哲学・宗教学・経済・制度等々のタテワリ性をとことん排して〝越境〟しよう。その跳躍力なしにケアの豊かさはとらえられない。刺激に満ちた論考は、時代を境界線引きからクロスオーバーへと導く。

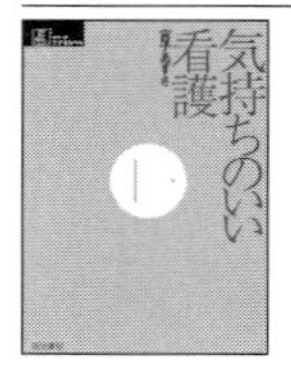

気持ちのいい看護●宮子あずさ●2100円●患者さんが気持ちいいと、看護師も気持ちいい、か?———「これまであえて避けてきた部分に踏み込んで、看護について言語化したい」という著者の意欲作。〈看護を語る〉ブームへの違和感を語り、看護師はなぜ尊大に見えるのかを考察し、専門性志向の底の浅さに思いをめぐらす。夜勤明けの頭で考えた「アケのケア論」！

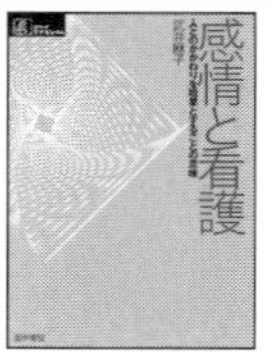

感情と看護：人とのかかわりを職業とすることの意味●武井麻子●2400円●看護師はなぜ疲れるのか———「巻き込まれずに共感せよ」「怒ってはいけない！」「うんざりするな!!」。看護はなにより感情労働だ。どう感じるべきかが強制され、やがて自分の気持ちさえ見えなくなってくる。隠され、貶められ、ないものとされてきた〈感情〉をキーワードに、「看護とは何か」を縦横に論じた記念碑的論考。

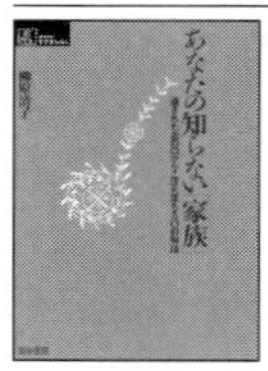

あなたの知らない「家族」：遺された者の口からこぼれ落ちる13の物語●柳原清子●2000円●それはケアだろうか———幼子を亡くした親、夫を亡くした妻、母親を亡くした少女たちは、佇む看護師の前で、やがて「その人」のことを語りはじめる。ためらいがちな口と、傾けられた耳によって紡ぎだされた物語は、語る人を語り、聴く人を語り、誰も知らない家族を語る。

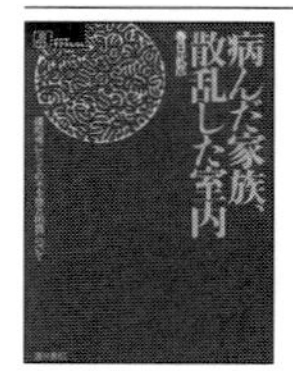

病んだ家族、散乱した室内：援助者にとっての不全感と困惑について●春日武彦●2200円●善意だけでは通用しない——— 一筋縄ではいかない家族の前で、われわれ援助者は何を頼りに仕事をすればいいのか。罪悪感や無力感にとらわれないためには、どんな「覚悟とテクニック」が必要なのか。空疎な建前論や偽善めいた原則論の一切を排し、「ああ、そうだったのか」と腑に落ちる発想に満ちた話題の書。

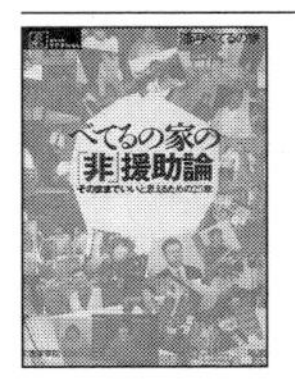

べてるの家の「非」援助論：そのままでいいと思えるための25章●浦河べてるの家●2000円●それで順調！―――「幻覚＆妄想大会」「偏見・差別歓迎集会」という珍妙なイベント。「諦めが肝心」「安心してサボれる会社づくり」という脱力系キャッチフレーズ群。それでいて年商1億円、年間見学者2000人。医療福祉領域を超えて圧倒的な注目を浴びる〈べてるの家〉の、右肩下がりの援助論！

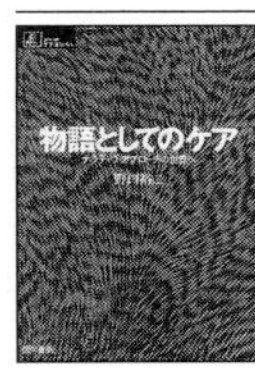

物語としてのケア：ナラティヴ・アプローチの世界へ●野口裕二●2200円●「ナラティヴ」の時代へ―――「語り」「物語」を意味するナラティヴ。人文科学領域で衝撃を与えつづけているこの言葉は、ついに臨床の風景さえ一変させた。「精神論 vs. 技術論」「主観主義 vs. 客観主義」「ケア vs. キュア」という二項対立の呪縛を超えて、臨床の物語論的転回はどこまで行くのか。

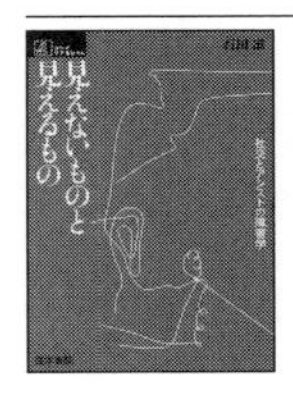

見えないものと見えるもの：社交とアシストの障害学●石川准●2000円●だから障害学はおもしろい―――自由と配慮がなければ生きられない。社交とアシストがなければつながらない。社会学者にしてプログラマ、全知にして全盲、強気にして気弱、感情的な合理主義者……〝いつも二つある〟著者が冷静と情熱のあいだで書き下ろした、つながるための障害学。

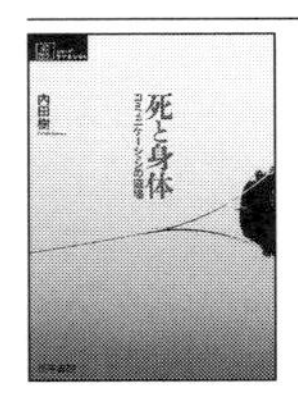

死と身体：コミュニケーションの磁場●内田 樹●2000円●人間は、死んだ者とも語り合うことができる―――〈ことば〉の通じない世界にある「死」と「身体」こそが、人をコミュニケーションへと駆り立てる。なんという腑に落ちる逆説！「誰もが感じていて、誰も言わなかったことを、誰にでもわかるように語る」著者の、教科書には絶対に出ていないコミュニケーション論。読んだ後、猫にもあいさつしたくなります。

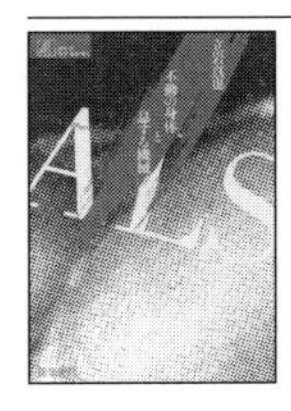

ALS 不動の身体と息する機械●立岩真也●2800円●それでも生きたほうがよい、となぜ言えるのか―――ALS当事者の語りを渉猟し、「生きろと言えない生命倫理」の浅薄さを徹底的に暴き出す。人工呼吸器と人がいれば生きることができると言う本。「質のわるい生」に代わるべきは「質のよい生」であって「美しい死」ではない、という当たり前のことに気づく本。

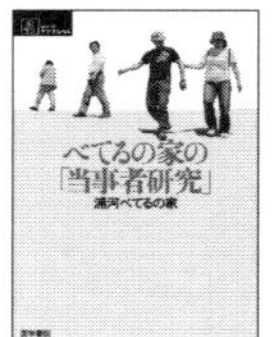

べてるの家の「当事者研究」●浦河べてるの家●2000円●研究？ ワクワクするなあ―――べてるの家で「研究」がはじまった。心の中を見つめたり、反省したり……なんてやつじゃない。どうにもならない自分を、他人事のように考えてみる。仲間と一緒に笑いながら眺めてみる。やればやるほど元気になってくる、不思議な研究。合い言葉は「自分自身で、共に」。そして「無反省でいこう！」

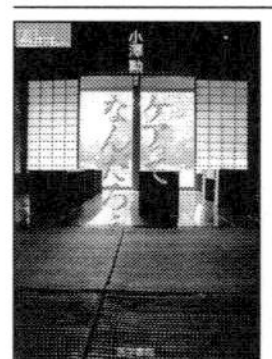

ケアってなんだろう●小澤勲編著●2000円●「技術としてのやさしさ」を探る七人との対話―――「ケアの境界」にいる専門家、作家、若手研究者らが、精神科医・小澤勲氏に「ケアってなんだ？」と迫り聴く。「ほんのいっときでも憩える椅子を差し出す」のがケアだと言い切れる人の《強さとやさしさ》はどこから来るのか―――。感情労働が知的労働に変換されるスリリングな一瞬！

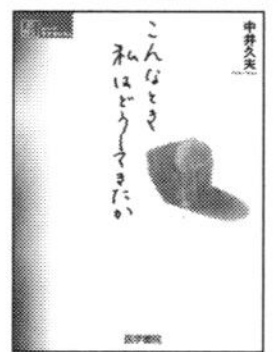

こんなとき私はどうしてきたか●中井久夫●2000円●「希望を失わない」とはどういうことか―――はじめて患者さんと出会ったとき、暴力をふるわれそうになったとき、退院が近づいてきたとき、私はどんな言葉をかけ、どう振る舞ってきたか。当代きっての臨床家であり達意の文章家として知られる著者渾身の一冊。ここまで具体的で美しいアドバイスが、かつてあっただろうか。

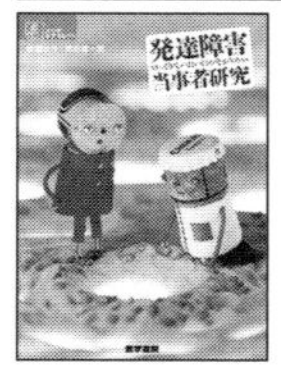

発達障害当事者研究：ゆっくりていねいにつながりたい●綾屋紗月＋熊谷晋一郎●2000円●あふれる刺激、ほどける私―――なぜ空腹がわからないのか、なぜ看板が話しかけてくるのか。外部からは「感覚過敏」「こだわりが強い」としか見えない発達障害の世界を、アスペルガー症候群当事者が、脳性まひの共著者と探る。「過剰」の苦しみは身体に来ることを発見した画期的研究！

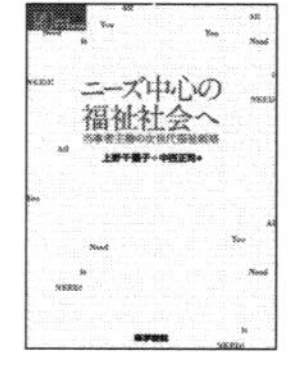

ニーズ中心の福祉社会へ：当事者主権の次世代福祉戦略●上野千鶴子＋中西正司編●2100円●社会改革のためのデザイン！ ビジョン!! アクション!!!―――「こうあってほしい」という構想力をもったとき、人はニーズを知り、当事者になる。「当事者ニーズ」をキーワードに、研究者とアクティビストたちが「ニーズ中心の福祉社会」への具体的シナリオを提示する。

コーダの世界：手話の文化と声の文化●澁谷智子● 2000円●生まれながらのバイリンガル？———コーダとは聞こえない親をもつ聞こえる子どもたち。「ろう文化」と「聴文化」のハイブリッドである彼らの日常は驚きに満ちている。親が振り向いてから泣く赤ちゃん？ じっと見つめすぎて誤解される若い女性？ 手話が「言語」であり「文化」であると心から納得できる刮目のコミュニケーション論。

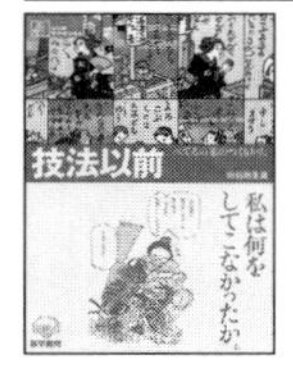

技法以前：べてるの家のつくりかた●向谷地生良● 2000円●私は何をしてこなかったか———「幻覚&妄想大会」をはじめとする掟破りのイベントはどんな思考回路から生まれたのか？ べてるの家のような〝場〟をつくるには、専門家はどう振る舞えばよいのか？ 「当事者の時代」に専門家にできることを明らかにした、かつてない実践的「非」援助論。べてるの家スタッフ用「虎の巻」、大公開！

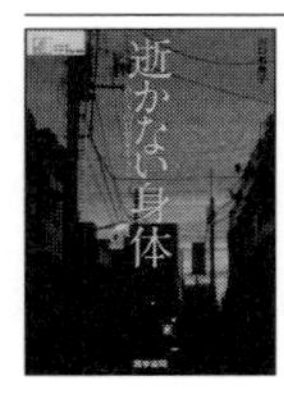

逝かない身体：ALS的日常を生きる●川口有美子● 2000円●即物的に、植物的に —— 言葉と動きを封じられたALS患者の意思は、身体から探るしかない。ロックトイン・シンドロームを経て亡くなった著者の母を支えたのは、「同情より人工呼吸器」「傾聴より身体の微調整」という究極の身体ケアだった。重力に抗して生き続けた母の「植物的な生」を身体ごと肯定した圧倒的記録。

第41回大宅壮一ノンフィクション賞受賞作

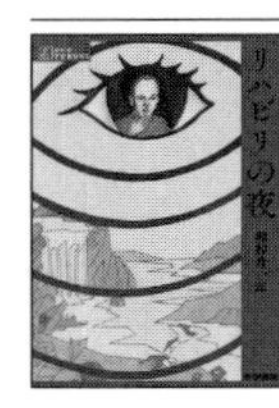

リハビリの夜●熊谷晋一郎● 2000円●痛いのは困る——現役の小児科医にして脳性まひ当事者である著者は、《他者》や《モノ》との身体接触をたよりに、「官能的」にみずからの運動をつくりあげてきた。少年期のリハビリキャンプにおける過酷で耽美な体験、初めて電動車いすに乗ったときの時間と空間が立ち上がるめくるめく感覚などを、全身全霊で語り尽くした驚愕の書。

第9回新潮ドキュメント賞受賞作

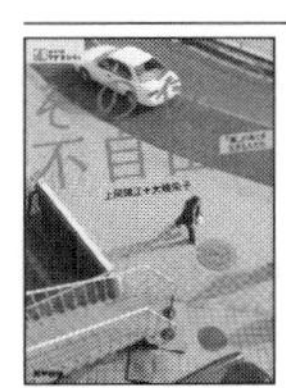

その後の不自由●上岡陽江＋大嶋栄子● 2000円●〝ちょっと寂しい〟がちょうどいい——トラウマティックな事件があった後も、専門家がやって来て去っていった後も、当事者たちの生は続く。しかし彼らはなぜ「日常」そのものにつまずいてしまうのか。なぜ援助者を振り回してしまうのか。そんな「不思議な人たち」の生態を、薬物依存の当事者が身を削って書き記した当事者研究の最前線！

第 2 回日本医学ジャーナリスト協会賞受賞作

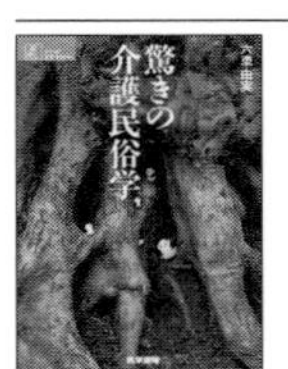

驚きの介護民俗学●六車由実●2000 円●語りの森へ――気鋭の民俗学者は、あるとき大学をやめ、老人ホームで働きはじめる。そこで流しのバイオリン弾き、蚕の鑑別嬢、郵便局の電話交換手ら、「忘れられた日本人」たちの語りに身を委ねていると、やがて新しい世界が開けてきた……。「事実を聞く」という行為がなぜ人を力づけるのか。聞き書きの圧倒的な可能性を活写し、高齢者ケアを革新する。

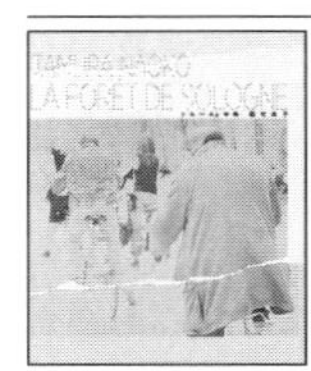

ソローニュの森●田村尚子●2600 円●ケアの感触、曖昧な日常――思想家ガタリが終生関ったことで知られるラ・ボルド精神病院。一人の日本人女性の震える眼が掬い取ったのは、「フランスのべてるの家」ともいうべき、患者とスタッフの間を流れる緩やかな時間だった。ルポやドキュメンタリーとは一線を画した、ページをめくるたびに深呼吸ができる写真とエッセイ。B5 変型版。

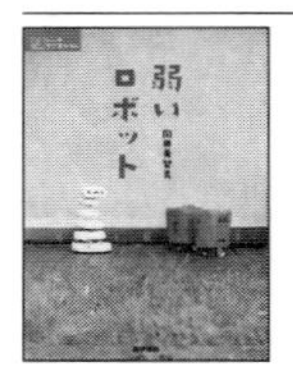

弱いロボット●岡田美智男●2000 円●とりあえずの一歩を支えるために――挨拶をしたり、おしゃべりをしたり、散歩をしたり。そんな「なにげない行為」ができるロボットは作れるか？　この難題に著者は、ちょっと無責任で他力本願なロボットを提案する。日常生活動作を規定している「賭けと受け」の関係を明るみに出し、ケアをすることの意味を深いところで肯定してくれる異色作！

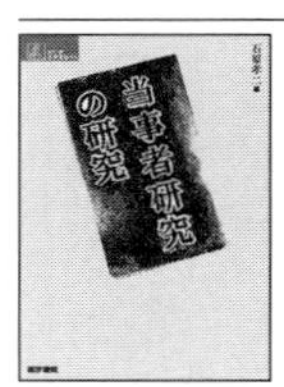

当事者研究の研究●石原孝二編●2000 円●で、当事者研究って何だ?――専門職・研究者の間でも一般名称として使われるようになってきた当事者研究。それは、客観性を装った「科学研究」とも違うし、切々たる「自分語り」とも違うし、勇ましい「運動」とも違う。本書は哲学や教育学、あるいは科学論と交差させながら、“自分の問題を他人事のように扱う”当事者研究の圧倒的な感染力の秘密を探る。

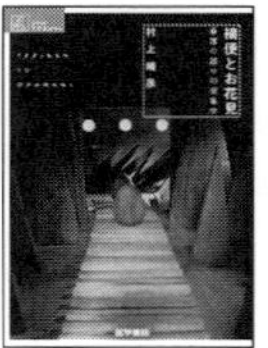

摘便とお花見：看護の語りの現象学●村上靖彦●2000 円●とるにたらない日常を、看護師はなぜ目に焼き付けようとするのか――看護という「人間の可能性の限界」を拡張する営みに吸い寄せられた気鋭の現象学者は、共感あふれるインタビューと冷徹な分析によって、その不思議な時間構造をあぶり出した。巻末には圧倒的なインタビュー論を付す。看護行為の言語化に資する驚愕の一冊。

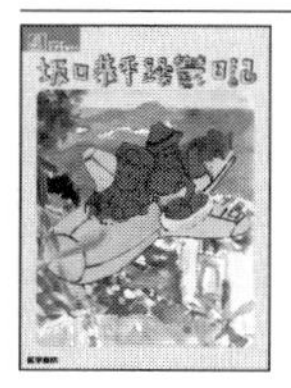

坂口恭平躁鬱日記●坂口恭平●1800円●僕は治ることを諦めて、「坂口恭平」を操縦することにした。家族とともに。——マスコミを席巻するきらびやかな才能の奔出は、「躁」のなせる業でもある。「鬱」期には強固な自殺願望に苛まれ外出もおぼつかない。この病に悩まされてきた著者は、あるとき「治療から操縦へ」という方針に転換した。その成果やいかに！ 涙と笑いと感動の当事者研究。

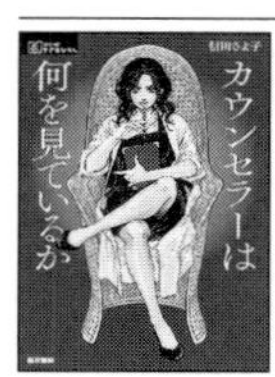

カウンセラーは何を見ているか●信田さよ子●2000円●傾聴？ ふっ。——「聞く力」はもちろん大切。しかしプロなら、あたかも素人のように好奇心を全開にして、相手を見る。そうでなければ〈強制〉と〈自己選択〉を両立させることはできない。若き日の精神科病院体験を経て、開業カウンセラーの第一人者になった著者が、「見て、聞いて、引き受けて、踏み込む」ノウハウを一挙公開！

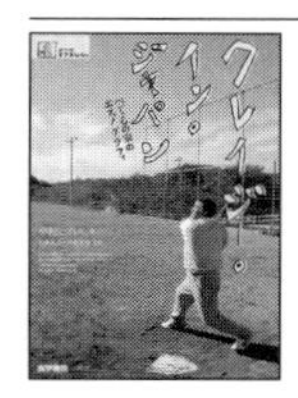

クレイジー・イン・ジャパン：べてるの家のエスノグラフィ●中村かれん●2200円●日本の端の、世界の真ん中。——インドネシアで生まれ、オーストラリアで育ち、イェール大学で教える医療人類学者が、べてるの家に辿り着いた。7か月以上にも及ぶ住み込み。10年近くにわたって断続的に行われたフィールドワーク。べてるの「感動」と「変貌」を、かつてない文脈で発見した傑作エスノグラフィ。付録DVD「Bethel」は必見の名作！

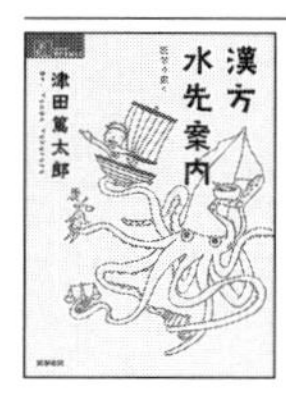

漢方水先案内：医学の東へ●津田篤太郎●2000円●漢方ならなんとかなるんじゃないか？—— 原因がはっきりせず成果もあがらない「ベタなぎ漂流」に追い込まれたらどうするか。病気に対抗する生体のパターンは決まっているならば、「生体をアシスト」という方法があるじゃないか！ 万策尽きた最先端の臨床医がたどり着いたのは、キュアとケアの合流地点だった。それが漢方。

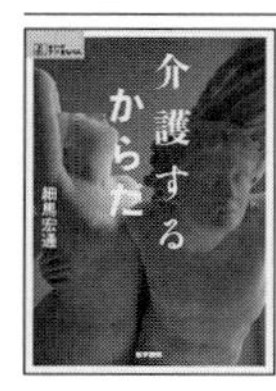

介護するからだ●細馬宏通●2000円●あの人はなぜ「できる」のか？—— 目利きで知られる人間行動学者が、ベテランワーカーの神対応をビデオで分析してみると……、そこには言語以前に〝かしこい身体〟があった！ ケアの現場が、ありえないほど複雑な相互作用の場であることが分かる「驚き」と「発見」の書。マニュアルがなぜ現場で役に立たないのか、そしてどうすればうまく行くのかがよーく分かります。